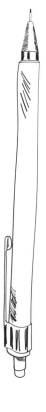

2023年度

歯科衛生士
書き込み式
学習ノート

②社会歯科系科目 編

医歯薬出版 編

JN050505

学習ノートの特長と効果的な使い方

特　長

- 「歯科衛生学シリーズ」に準拠し，要点をまとめ，重要ワードを自分で書き込んでいく学習ノート．
- 自分で書き込むことによって，教科書の理解が深まる．
- 科目別かつルーズリーフタイプになっているので，持ち運びしやすく，分類・整理しやすい．
- 講義で配布されたプリント類と一緒に綴じておける．
- 自分で書き込む重要ワードの解答は巻末にまとめてあり，取り外しが可能．
- 各所に「歯科衛生学シリーズ」の参照ページが明示されている．

効果的な使い方

- 日常の講義の予習・復習に使ってみましょう．
- 空欄に重要ワードを書き込むだけではなく，講義で気がついたポイントなどを書き込んだり，マーカーで色をつけてみましょう．
- 校内テストの前に学習ノートで復習しましょう．
- 国家試験対策でも活用しましょう．

自分だけのオリジナルのノートを作ってみましょう！

＊2023 年発行の「歯科衛生学シリーズ」，その他テキストに準じています．
＊切り取る際には，ミシン目から 1 枚ずつ丁寧に切り取ってください．

I 編

歯・口腔の健康と予防に関わる人間と社会の仕組み 1
保健生態学

1章　衛生学

2章　口腔衛生学

3章　公衆衛生学

■参考文献
・全国歯科衛生士教育協議会監修：歯科衛生学シリーズ　歯・口腔の健康と予防に関わる人間と社会の仕組み1　保健生態学. 医歯薬出版, 東京, 2023.
・日髙勝美編著：デンタルスタッフの衛生学・公衆衛生学第2版. 医歯薬出版, 東京, 2023.

歯・口腔の健康と予防に関わる
人間と社会の仕組み1

保健生態学

1章 衛生学
健康を左右する環境

1. 健康の概念
2. 予防医学の概念
3. 世界と日本の人口の動向
4. 人口統計
5. 人口静態統計
6. 人口動態統計
7. 空気と健康
8. 温熱環境
9. 水と健康
10. 放射線, 住居・衣服と健康
11. 地球環境と健康
12. 公害と健康
13. 廃棄物処理
14. 感染症の成り立ち
15. 感染症の予防
16. 食品保健
17. 栄養と健康
18. 健康づくりのための
    食生活指針

1 健康の概念

1 WHO（世界保健機関）の健康の定義

・健康とは [¹　　　　　] 的，[²　　　　　　] 的ならびに [³　　　　　　　] 的に完全に良好な状態であって，単に疾病がないとか，虚弱でないということではない（WHO，1948 年）.

Health is a state of complete physical, mental and social well-being, and not merely the absence of disease or infirmity.

2 WHO と日本の健康増進活動の歴史（表1）

表 1　WHO と日本の健康増進活動の歴史

年	WHO	日本（厚生労働省）
1948	WHO 憲章の制定：健康の定義の提唱	
1977	（HFA2000） 西暦 2000 年にすべての人に健康を	
1978	アルマ・アタ宣言 [⁴　　　　　　　] 国際会議	第 1 次国民健康づくり対策
1986	オタワ憲章 [⁵　　　　　　　] 国際会議*	
1988		第 2 次国民健康づくり対策（アクティブ 80 ヘルスプラン）
2000		第 3 次国民健康づくり対策（[⁶　　　　　]）
2013		健康日本 21（第 2 次）

＊ヘルスプロモーション国際会議は不定期に開催され，最近では，2013 年にヘルシンキで第 8 回国際会議が開催された.

3 プライマリヘルスケアとヘルスプロモーション

・プライマリヘルスケア：国や地域社会が住民に保障する，なくてはならないヘルスケア.

　主に [⁷　　　　　　　]，[⁸　　　　　] の供給などの公衆衛生対策.

・ヘルスプロモーション：主に [⁹　　　　　　　　]（[¹⁰　　　　　]）予防のための健康づくり対策.

4 健康課題（疾病構造）の変化

・日本のような先進工業国では健康課題がシフト

　[¹¹　　　　　　　]→生活習慣病（非感染症）

・だから日本の地域保健ではヘルスプロモーション（健康づくり）が重視されている.

5　健康の社会的決定要因

　人々の健康は個人の健康に関する因子に加えて社会・経済的な環境が大きく関係している．これを健康の社会的決定要因という．これは個人の努力では回避できないため，健康づくりには [12　　　　　　] を小さくするための健康づくり政策が重要である．

6　健康づくりの基本（Breslow の 7 つの健康習慣）

①喫煙をしない	⑤適正体重を維持する
②定期的に運動をする	⑥朝食を食べる
③飲酒は適量を守るか，しない	⑦間食をしない
④1 日 7～8 時間の睡眠を	

7　健康日木 21（第 2 次）

- 健康増進法に基づき策定された「国民の健康の増進の総合的な推進を図るための基本的な方針」（**図 1**）.
- 健康日本 21（第 2 次）の 5 つの基本的方向

　①[13　　　　　　] の延伸と [14　　　　　　] の縮小

　②主要な [15　　　　　　] の発症予防と重症化予防

　③社会生活を営むために必要な [16　　　　　　] の維持及び向上

　④健康を支え，守るための [17　　　　　　] の整備

　⑤栄養・食生活，身体活動・運動，休養，飲酒，喫煙及び [18　　　　　　] に関する

　　[19　　　　　　] 及び [20　　　　　　] の改善

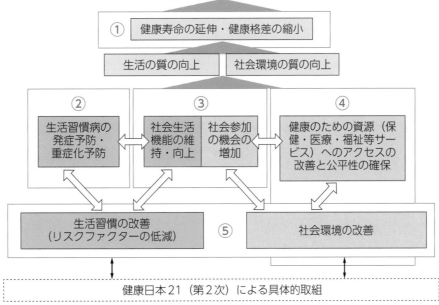

図 1　健康日本 21（第 2 次）の概念図
図中の①～⑤は 5 つの基本的方針に対応している．
(https://www.mhlw.go.jp/bunya/kenkou/dl/kenkounippon21_02.pdf　一部改変)

I 編　保健生態学 — 衛生学・口腔衛生学・公衆衛生学 —

2 予防医学の概念

1 疾病の自然的経過（自然史）

- 病気の自然経過は発病前と発病後の有病期に分類される.
- 有病期は病気が進行している時期（**図2のa**）と，機能不全や死亡などにより病気が終息した時期（**図2のb**）に分類される.
- さらに，病気が進行してる時期は，自覚症状がない時期（**図2のc**）と，症状が現れている時期に分類される（**図2のd**）.

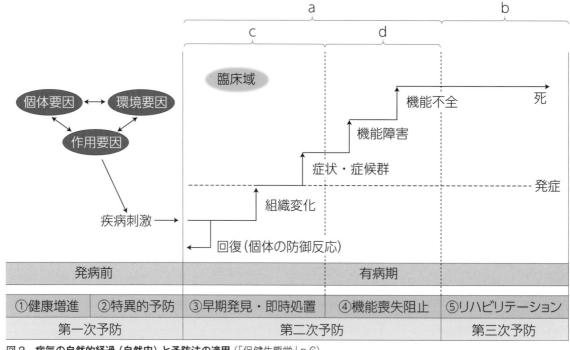

発病前		有病期		
①健康増進	②特異的予防	③早期発見・即時処置	④機能喪失阻止	⑤リハビリテーション
第一次予防		第二次予防		第三次予防

図2　病気の自然的経過（自然史）と予防法の適用（「保健生態学」p.6）

2 予防法の適用（予防の3相5段）

- **図2**の中の第一次予防，第二次予防，第三次予防の分類を予防の3相，①〜⑤の予防手段を予防の5段といい，あわせて [¹　　　　　　　　　　　] とよぶ．Leavell と Clark が提唱した．

1）第一次予防

発病前の予防策．あらゆる病気に有効な [²　　　　　　　　　] と，特定の病気だけに有効な [³　　　　　　　　] の2つの手段がある．

2）第二次予防

病気が進行している時期（**図2のa**）に行う予防策．自覚症状がない時期に対する [⁴　　　　　　　　　　]と，症状が現れている時期に対する [⁵　　　　　　　　　] の2つの手段がある．

3）第三次予防

病気が終息した時期（**図2のb**）に行う予防策．一般的な病気予防ではなく，機能障害によって社会的不利益（ハンディキャップ）が生じることを防止する．[⁶　　　　　　　　　] がその手段である．

3 世界と日本の人口の動向

© 医歯薬出版

1 世界の人口 (図3)

• 世界人口は [1   ] を超え，なおも急激に増加している．

• 先進地域の人口は横ばいで，増加しているのは [2   ] の人口．

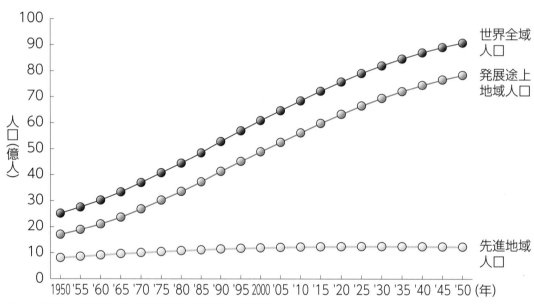

図3 **世界人口の推移と将来予測** (「保健生態学」p.19 参照)

2 日本の人口 (図4)

- 日本の人口は第二次世界大戦以降増加していたが，2011（平成23）年に減少に転じた．
- 2020（令和2）年現在の日本の総人口は1億2,615万人．
- 日本の将来人口の予測では，2053年には [³　　　　　　　] 人を下回る．

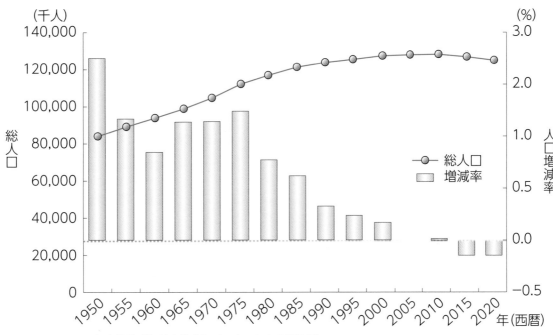

図4　**日本の人口の年次推移** （「保健生態学」p.20 表 I-3-2 より作図）

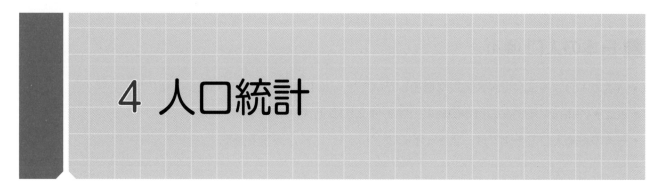

4 人口統計

1 人口統計の種類

- 人口静態統計：ある1時点の人口の統計. 5年ごとに国が行う国勢調査によって調べられている.

  調査対象：[¹　　　　　]，[²　　　　　]，[³　　　　　] など

- 人口動態統計：人口の増減に関する要因の統計.

  市町村の届け出を集計することによって毎年調べられている.

  調査対象：[⁴　　　　]，[⁵　　　　]，[⁶　　　　]，[⁷　　　　]，[⁸　　　　]

2 人口ピラミッド

- 人口ピラミッド：縦軸に年齢，横軸に年齢別人口，または年齢別人口が総人口に占める割合をとり，男女別にヒストグラムで表したもの. 国や地域の[⁹　　　　　] がグラフ化されて比較しやすくなっている.

- 人口ピラミッドの類型

  人口ピラミッドは5つの類型に分類される.

演習問題1

『保健生態学』(p.22) を参考に人口ピラミッドの類型と特徴を書いてみよう.

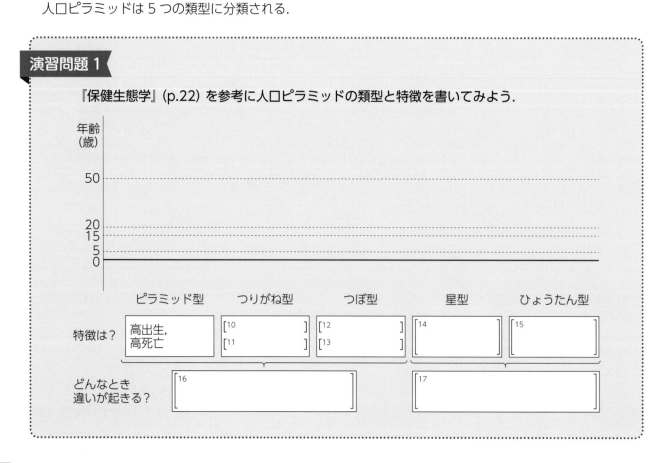

5 人口静態統計

1 現在の日本の人口ピラミッド (図5)

【特徴】

- 15歳未満人口が少ない.

- 2つのピークがある. 上のピークは第一次ベビーブーム世代 (団塊の世代), 下のピークはその子どもたちの第二次ベビーブーム世代 (団塊ジュニア世代) である.

- わが国は, 団塊の世代が全て後期高齢者になる2025年までに [1　　　　　　　　　　　　　] を構築することを目標としている.

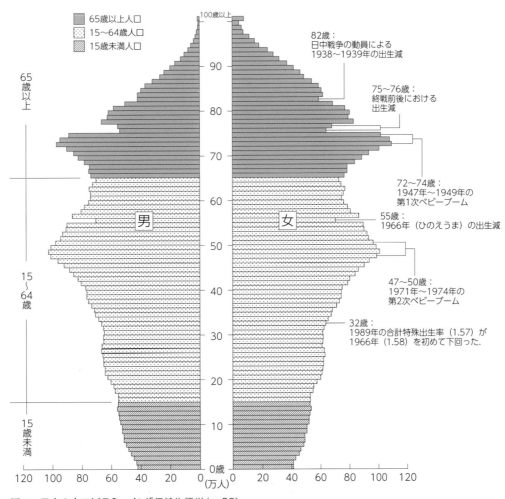

図5　日本の人口ピラミッド (「保健生態学」p.23)

2 人口静態統計指標

- 年齢 3 区分：[2   ] 人口：15 歳未満，[3   ] 人口：15〜64 歳
  [4   ] 人口：65 歳以上

  ＊超高齢化により最近では，75 歳以上人口を後期高齢人口として分類することがある．

- 人口指標：年少人口指数 $= \dfrac{年少人口}{[5 \qquad] 人口} \times 100$

  老年人口指数 $= \dfrac{老年人口}{[6 \qquad] 人口} \times 100$

  従属人口指数 $= \dfrac{[7 \qquad]}{生産年齢人口} \times 100$

  老年化指数 $= \dfrac{老年人口}{[8 \qquad] 人口} \times 100$

3 年齢 3 区分人口の推移 (図6)

- 65 歳以上の老年人口が急速に増加．

- 年少人口は減少し，現在は老年人口が年少人口を上回っている．

演習問題 2

図 6 の数値から，2020 年の人口指標を計算してみよう．

- 年少人口指数 ＝ [9   ]
- 老年人口指数 ＝ [10   ]
- 従属人口指数 ＝ [11   ]
- 老年化指数　＝ [12   ]

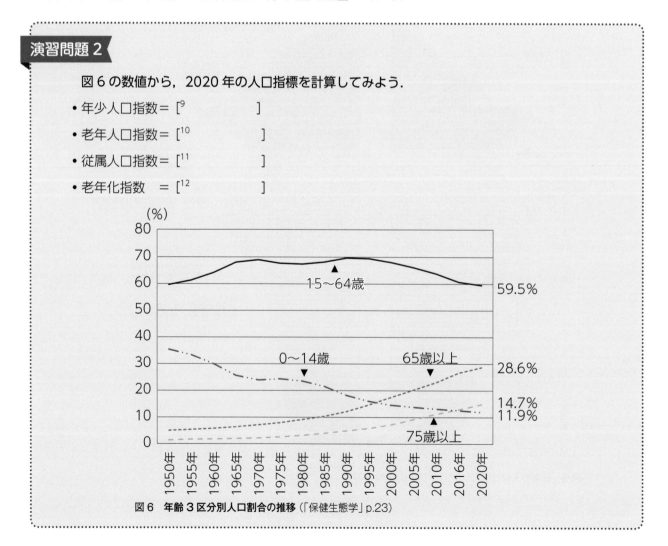

図 6　年齢 3 区分別人口割合の推移 (「保健生態学」p.23)

6 人口動態統計

1 出生の指標と動向 (図7)

• (祖) 出生率	$= \dfrac{\text{出生数}}{[^1 \qquad]} \times 1{,}000$	人口1,000人あたりの出生数
• [² 　　　　] 再生産率 （合計特殊出生率）	$= \dfrac{\sum\limits_{15}^{49} \text{母の年齢別出生数}}{\text{年齢別女子人口}}$	1人の女子が一生の間に何人子どもを産むか
• [³ 　　　　] 再生産率	$= \dfrac{\sum\limits_{15}^{49} \text{母の年齢別女児出生数}}{\text{年齢別女子人口}}$	1人の女子が一生の間に何人 [⁵ 　　　　] の子どもを産むか
• [⁴ 　　　　] 再生産率	計算式省略	総再生産率に母親の世代の死亡（生存率）を考慮したもの

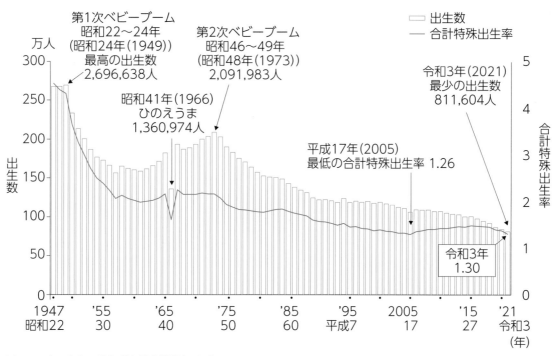

図7　**日本の出生の動向**（「保健生態学」p.27）

2 死亡の指標

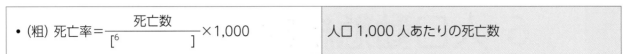

• (粗) 死亡率 ＝ $\dfrac{死亡数}{[^6]} \times 1,000$ 　　|　人口 1,000 人あたりの死亡数

• 年齢調整死亡率 ＝ $\dfrac{\sum\limits_{0歳}^{最高年齢}[(観察集団のある年齢の死亡率) \times (基準人口集団のその年齢の人口)]}{基準人口集団の総人口}$

集団間の [^7　　　　　] の違いを調整した死亡率. 基準人口集団には
[^8　　　　　] 年人口をもとにしたモデル人口が用いられる.

• 50 歳以上死亡割合 ＝ $\dfrac{50 歳以上の死亡数}{全死亡数} \times 100$ 　　|　50 歳以上で死んだ者の割合. 数値が [^9　　　　] いほど若死が少ない, よい状態を示す.

3 死因別死亡率の動向 (図 8)

• 死因別死亡率：死亡原因別に死亡率を算出したもの.

• 1950 年までは感染症の代表である結核が第 1 位だったが, その後, 非感染症による死亡が増加し, 2021 (令和 3) 年現在の主な順位は以下の通り.

1 位　[^10　　　　　]
2 位　[^11　　　　　]
3 位　[^12　　　　　]
4 位　脳血管疾患
5 位　肺炎*
6 位　[^13　　　　　]
7 位　不慮の事故
8 位　腎不全
9 位　アルツハイマー病
10 位　血管性等の認知症

＊H29年の人口動態統計から, 肺炎と誤嚥性肺炎は死因として区別するようになった.

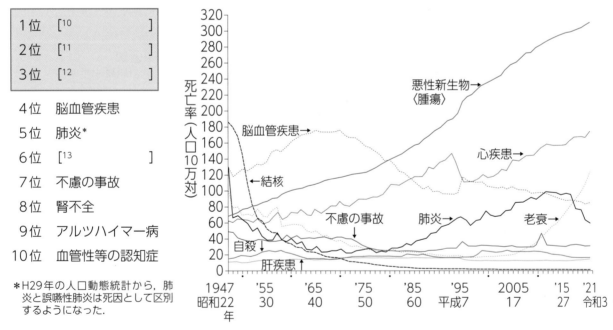

図 8　**日本における主要死因別死亡率の年次推移** (「保健生態学」p.29)

4 母子保健に関する死亡率

- 早期新生児死亡率 ＝ $\dfrac{\text{生後 [}^{14}\qquad\text{] 未満の死亡数}}{\text{出生数}} \times 1{,}000$

- 新生児死亡率 ＝ $\dfrac{\text{生後 [}^{15}\qquad\text{] 未満の死亡数}}{\text{出生数}} \times 1{,}000$

- 乳児死亡率 ＝ $\dfrac{\text{[}^{16}\qquad\text{] 未満の死亡数}}{\text{出生数}} \times 1{,}000$

- 周産期死亡率 ＝ $\dfrac{\text{[}^{17}\qquad\text{] 以降の死産数 ＋ [}^{18}\qquad\text{] 死亡数}}{\text{[}^{19}\qquad\text{] 以降の死産数 ＋ [}^{20}\qquad\text{] 数}} \times 1{,}000$

- 死産率 ＝ $\dfrac{\text{死産数}}{\text{出産数（[}^{21}\qquad\text{] 数 ＋ [}^{22}\qquad\text{] 数）}} \times 1{,}000$

- 妊産婦死亡率 ＝ $\dfrac{\text{妊産婦死亡数}^{*}}{\text{出産数（[}^{23}\qquad\text{] 数 ＋ [}^{24}\qquad\text{] 数）}} \times 100{,}000$

  ＊妊娠中および妊娠終了後，満 42 日未満の母の死亡

5 母子保健に関する死亡率の動向

- 乳児死亡率　：1960 年には 30.7 だったが，2021（令和 3）年現在 1.7（新生児死亡率は 0.8）と，世界で最も [25　　　　　] である．

- 周産期死亡率：1950 年代には 43.0〜46.7 と高値だったが，2021（令和 3）年現在 3.4 と，先進国中でも低値となった．

- 死産率　　　：1960 年頃までは 100 を超えていたが，2021（令和 3）年現在 19.7 に低下している．自然死産と人工死産の割合は，1985 年以降 [26　　　　　] 死産のほうが多い．

6 婚姻と離婚

- 婚姻率 ＝ $\dfrac{\text{婚姻数}}{\text{[}^{27}\qquad\text{]}} \times 1{,}000$

  1970 年以降減少し，近年は横ばい．2021（令和 3）年現在 4.1.

- 初婚年齢：男女とも年々遅くなり，2021（令和 3）年現在男女とも [28　　　　　] 歳前後が最も多い．

- 離婚率 ＝ $\dfrac{\text{離婚数}}{\text{[}^{29}\qquad\text{]}} \times 1{,}000$

  1965 年以降増加し，現在は減少傾向にある．2021（令和 3）年現在 1.50.

7 生命表と平均寿命

1) 生命表

ある期間における死亡状況 (年齢別死亡率) が今後変化しないと仮定したときに，各年齢の者が1年以内に死亡する確率や平均してあと何年生きられるかという期待値などを死亡率や平均余命などの指標 (生命関数) によって表したもの.

2) 生命関数

- 生存率：χ歳に達した者が$\chi+n$歳に達するまで生存する確率
- 生存数：χ歳に達するまで生きると期待される者の数
- 死亡数：χ歳における生存数のうち$\chi+n$歳に達さず死亡する者の数の期待値
- 定常人口：上記関数によって得られるχ歳以上$\chi+n$歳未満の人口
- 平均余命：χ歳で生存していた者 (χ歳の生存数) がχ歳以降に生存する年数の平均
- 平均寿命：[^{30}　　　　　　　　　　　　（$\chi=0$のとき）]
  2021 (令和3) 年現在，男性81.47，女性87.57

7 空気と健康

1 空気の正常成分

1）窒素（N₂）

- 空気中の窒素濃度は約 [¹　　　　　] %.
- 生体に対する毒性はないが，環境の急激な加減圧によって [²　　　　　　　　] の原因になる.

2）酸素（O₂）

- 空気中の酸素濃度は約 [³　　　　　] %.
- [⁴　　　　　] %以下で酸欠状態に，
- [⁵　　　　　] %以下ではチアノーゼ，意識不明など生命の危機に.

3）二酸化炭素（CO₂）

- 空気中の二酸化炭素濃度は約 [⁶　　　　　] %
- 呼気中には [⁷　　　　　] %程度含まれる.
- ヒトの呼気やストーブの燃焼などで室内の空気中に生成される.
- そのため CO_2 は [⁸　　　　　] や [⁹　　　　　] の指標に用いられる.
- ヒトがたくさん集まる建物内などでは [¹⁰　　　　　] %を [¹¹　　　　　　　] 濃度としている.

2 空気の異常成分

1）一酸化炭素（CO）

- 不完全燃焼によって発生する.
- ヘモグロビン（Hb）との結合しやすさが酸素の 250～300 倍
- CO があると血中の Hb を奪われて，酸素が血液で運ばれなくなる.
  → [12   ]

2）硫黄酸化物（SO$_x$）

- 二酸化硫黄（SO$_2$）や三酸化硫黄（SO$_3$）の総称.
- 化石燃料の燃焼により発生. 水に溶けやすく [13   ] の原因となる.

3）窒素酸化物（NO$_x$）

- 一酸化窒素（NO），二酸化窒素（NO$_2$）の総称. 自動車が主な発生源.
- [14   ] や [15   ] の原因.

4）オキシダント

- [16   ]，炭化水素類が太陽光の紫外線で光化学反応を起こして生成される [17   ] 物質. 光化学スモッグのもと（図9）.

5）浮遊粒子状物質（SPM）

- 大気中に浮遊する微粒子のうち直径 10 μm 以下のもの. さらに直径 2.5 μm の微粒子を [18   ] という. PM2.5 は大気汚染物質の中で環境基準達成率が [19   ] い.
- 上記の CO 以外の成分には [20   ] が定められている.

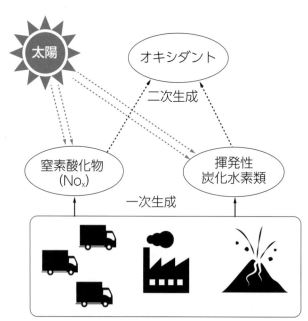

図9　オキシダントは二次汚染物質

8 温熱環境

1 温熱環境の4要素

①気温：空気の温度.

②気湿：空気中に含まれる [¹　　　　　　　]. 湿度ともいう.

③気流：空気の動き. [²　　　　　　] ともいう.

④輻射熱：熱源（日光やストーブなど）から直接放射される [³　　　　　　] による熱.

2 暑さ，寒さの指標（総合的温熱指標）

1）不快指数

気温と気湿を用いて暑さから来る不快の程度を表す指標.

不快指数＝0.72×（乾球温度＋湿球温度）＋40.6

2）感覚温度

ヒトが感じる暑さ，寒さを，[⁴　　　　　　]，[⁵　　　　　　]，[⁶　　　　　　] を組み合わせて総合的に表したもの（**図10**）. 乾球温度（気温）と湿球温度（湿度100％の時の気温）と気流を測定して感覚温度図から求める.

3）暑さ指数（WBGT）

人体の熱収支に関係する気湿，輻射熱，気温の3種を取り入れた指標.

演習問題3

下の感覚温度図中の破線が示す温度（乾球温度24.5℃，湿球温度17℃）で，気流によって感覚温度がどう変わるか，およその温度を求めてみよう．

- 気流が0 m/秒（無風）のとき＝[7   ] ℃
- 気流が0.2 m/秒のとき＝[8   ] ℃
- 気流が3.5 m/秒のとき＝[9   ] ℃

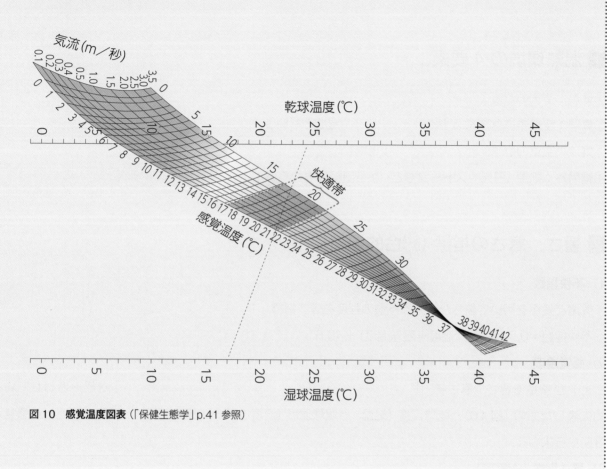

図10 **感覚温度図表**（「保健生態学」p.41参照）

9 水と健康

1 水の基礎知識

- 人体の [¹　　　　　　　　] ％は水.
- 生理的必要量は [²　　　　　] L/日
- 使用量は 1 人あたり [³　　　　　　] L/日

2 上水道

- 日本の上水道普及率は [⁴　　　　　] ％.
- 水質基準：水道法で定められた上水道の基準.
- 主な水質基準値：大腸菌→ [⁵　　　　　　　　　　　　　　]

　　　　　　　　　　　フッ素→ [⁶　　　　　　　　　　　　]
- 浄水法：[⁷　　　　　　　　] 法と [⁸　　　　　　　　　] 法がある.

　どちらも，沈殿→濾過→殺菌のプロセスですすむ．沈殿法と濾過法に違いがある（**図11**）.

　緩速濾過法：普通沈殿→緩速濾過→殺菌

　急速濾過法：薬品沈殿（粒子を凝集剤で凝集させ速やかに沈降）→急速濾過→殺菌

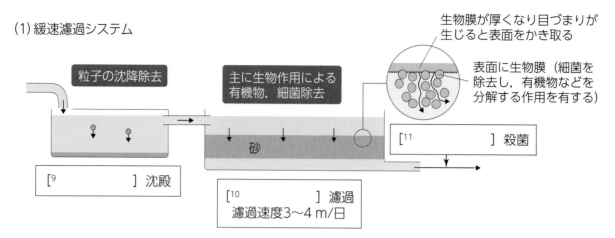

(1) 緩速濾過システム

粒子の沈降除去

主に生物作用による
有機物，細菌除去

生物膜が厚くなり目づまりが
生じると表面をかき取る

表面に生物膜（細菌を
除去し，有機物などを
分解する作用を有する）

砂

[11　　　　　] 殺菌

[9　　　　　] 沈殿

[10　　　　　] 濾過
濾過速度3〜4 m/日

(2) 急速濾過システム

粒子の沈降除去

[12　　　　　]

[16　　　　　] 殺菌

速く

ゆっくり

フロックの分離

沈殿池

原水と
を混ぜる

フロック
（凝集物）
をつくる

フロック
の沈殿

[13　　　　　]

[14　　　　　] 沈殿

[15　　　　　] 濾過
濾過速度120〜180 m/日

図11　浄水法（「保健生態学」p.44 参照）

3 下水道

- 下水：生活排水，産業排水，雨水など不要な水の総称.
- 日本の下水道普及率は [17　　　　　] ％で欧米諸国より [18　　　　　] い.
- 下水処理法：微生物によって汚染物質を分解する生物学的処理が用いられる.
- 生物学的処理には好気性菌を利用する [19　　　　　] 性処理と嫌気性菌を利用する [20　　　　　] 性処理がある.
- 現在の日本では，主に好気性処理の [21　　　　　] 法が用いられている.

4 水質の指標 (表2)

- 下水処理場から放流される水や工場などから河川などの公共水域 (湖, 河川, 海) に直接排水される水には基準値が定められている. また, 公共水域には以下の項目の環境基準値が設けられている.
- 環境基準が設けられている主な水質検査項目

表2 水質の指標と意義

項目	意義
pH 水素イオン濃度	中性付近がよい.
[22] 生物化学的酸素要求量	水中に有機物汚染が大きいほど大きな値となる.
[23] 化学的酸素要求量	
[24] 浮遊物質量	直径 2 mm 以下の水に溶けない粒子. 値が大きいほど濁った水.
[25] 溶存酸素量	水中に溶けている酸素量. 有機物汚染が多いと減少するので値が小さいほど汚染が大きい.
[26] 菌群数	少ないほどよい.

10 放射線，住居・衣服と健康

© 医歯薬出版

1 放射線

- 放射線は [¹　　　　　　] 放射線 (紫外線，可視光線，赤外線など) とエックス線などの [²　　　　　　] 放射線に分けられる．

1) 非電離放射線

(1) 紫外線：波長 280〜315 nm のものは [³　　　　　] 線とよばれ，新陳代謝亢進作用やビタミンD 生成作用がある．一方で皮膚がん，角膜炎などの原因ともなる．

254 nm 付近で [⁴　　　　　] 作用が強く，医療，食品分野で応用されている．

(2) 赤外線：熱作用をもつ．皮膚透過性が強く，血流を盛んにする．

2) 電離放射線

物質を構成する原子に電離現象を起こす．電磁波であるエックス線，γ 線はそれぞれ画像診断，がん治療などに用いられる．

2 住居

- 照明：ヒトが作業などを行う局所だけを照らすことを局所照明，部屋全体を明るくすることを全体照明という．両者は併用することが望ましく，その場合全体照明は局所照明の [⁵　　　　　] 以上の照度が必要．

- このほか，冷暖房，空気調和 (空調) などによって住居環境を適切に保つことが健康にとって大切である．

3 衣服

- 衛生的役割：① [⁶　　　　　] 調節

② [⁷　　　　　] 防御

③汚染，物理・化学・生物学的侵襲からの身体保護

④ [⁸　　　　　] の吸着による皮膚の清潔保持

- 社会的役割：①ファッション性

②社会的地位の誇示

③儀式的意味 (冠婚葬祭での服装)

11 地球環境と健康

1 地球温暖化

- 原因：[¹　　　　　　]，[²　　　　　　]，[³　　　　　　] などの地球温暖化ガス．とくに CO_2 は産業革命があった 1700 年代後半急速に増加している（**図 12**）．
- 影響：[⁴　　　　　　] の増加

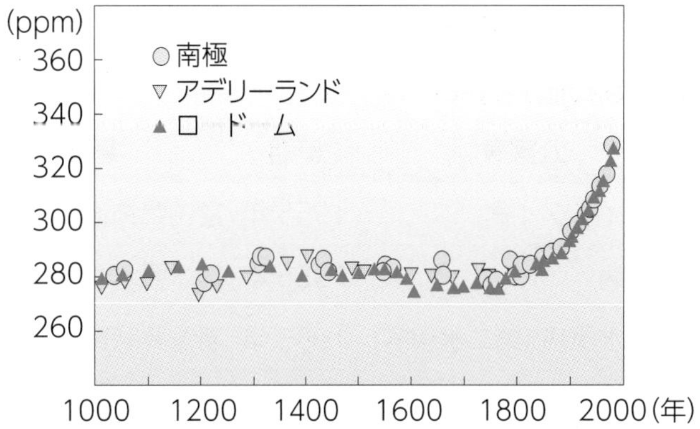

　　　生態系への影響

　　　農作物への影響

　　　マラリアなど [⁵　　　　　　] の流行

　　　気温上昇による高齢者の死亡率増加

- 地球温暖化対策への国際的取組み

　(1) 1997 年 [⁶　　　　　　　　]

　　　温室効果ガス排出量削減の具体的目標値設定

　(2) 2015 年 [⁷　　　　　　]

　　　気候変動対策について，先進国，開発途上国を問わず全ての締約国が参加する公平な法的枠組み

(ppm)
360
340
320
300
280
260

○ 南極
▽ アデリーランド
▲ ロ ド ム

1000　1200　1400　1600　1800　2000（年）

図 12　過去 1000 年間の CO_2 濃度の変化
（「保健生態学」p.51）

2 酸性雨

- 原因：大気中に放出された [⁸　　　　　　　　] や [⁹　　　　　　　　]．
- 影響：湖沼の酸性化，森林の衰退，建築物の劣化

3 オゾン層破壊

- 原因：フロン〔[¹⁰　　　　　　　　　]〕
- 影響：有害な紫外線の地表への到達量の増加

　　　→植物プランクトンの減少，農作物の減少，皮膚癌，白内障の増加

4 砂漠化・森林減少

- 原因：家畜の過放牧，森林伐採，焼畑耕作
- 影響：地球規模の環境変化，稀少生物種の消滅

12 公害と健康

1 日本の四大公害病

- 公害病：高度成長期に，生産拡大ばかりを重要視して環境汚染対策をおろそかにした結果生じた広範囲な健康被害.
- 四大公害病（**表3**）

表3　**日本の四大公害病**（「保健生態学」p.53 参照）

公害病	時期	場所	原因物質
イタイイタイ病	1955 年	富山県神通川流域	[¹　　　　　]
水俣病	1956 年	熊本県水俣湾	[²　　　　　]
新潟水俣病（第二水俣病）	1965 年	新潟県阿賀野川流域	有機水銀
四日市喘息	1960 年	三重県四日市市	[³　　　　　]（[⁴　　　　　]），二酸化窒素，など

2 公害の種類

- 大気汚染：人口増加，産業の発達などにより排出されるガスや粉塵による大気の汚染.

    工場からの排ガスは [⁵　　　　　] 法で規制.

    自動車からの排ガス対策は低公害車への普及，交通渋滞の緩和，公共交通機関の利用など.

- 水質汚濁：生活排水対策は下水道整備など

    工場からの排水は [⁶　　　　　] 法で規制.

- 土壌の汚染：重金属，化学物質などの投棄，農薬散布などによって生じる. 土壌保全対策法で規制している.

- 騒音：騒音の健康影響としては集中力低下，睡眠妨害，頭痛，血圧上昇などのほか，85 db（デシベル）異常の騒音に長期間曝されると [⁷　　　　　] が発生することがある. 騒音規制法で規制している.

- 悪臭：悪臭防止法では特定悪臭物質としてアンモニア，メチルメルカプタン，硫化メチルなど 22 種類を指定して規制している.

13 廃棄物処理

1 一般廃棄物

- 廃棄物の処理及び清掃に関する法律（廃棄物処理法）によって廃棄物は一般廃棄物と産業廃棄物に分類されている.
- 一般廃棄物とは廃棄物処理法で産業廃棄物として定められた品目以外の全ての廃棄物をいう. 収集, 運搬, 処理の責任は [1　　　　　　　] にある.

2 産業廃棄物

- 廃棄物処理法で, 燃え殻, 汚泥, 廃油, 廃酸, 廃アルカリ, 廃プラスチック, 金属くずなど 20 品目が産業廃棄物に定められている.

3 海洋プラスチックごみ問題

- 毎年約800万トンのプラスチックごみが海洋に流出していると試算されている. 海に流出したプラスチックは紫外線などの影響で直径 5mm 以下の [2　　　　　　　　] ごみとなる. これを海洋生物が捕食することなどによる生態系への影響が懸念されている.

4 感染性廃棄物

- 医療機関から排出される廃棄物のうち，感染性があるものを感染性廃棄物という.

- 感染性廃棄物は，廃棄物処理法上，[³   ] 廃棄物または

  [⁴   ] 廃棄物とされる.

- 感染性廃棄物の処理

  (1) 医療機関内処理：焼却，滅菌などして感染性をなくして排出する.

  (2) 外部委託処理：特別管理産業廃棄物処分業者に委託する.

  委託しても処理責任は医療機関にあるので，[⁵   ]

  ([⁶   ]) によって運搬・処理が確実に行われたことを確認する義務がある

  (**図13**).

  (3) 保管：医療機関内で処理または委託するまでの間はバイオハザードマークをつけて他の廃棄物と区別して保管する (**図14**).

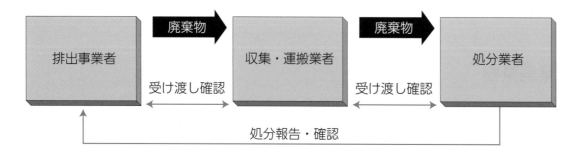

図13　マニフェスト制度による廃棄物管理（「保健生態学」p.61）

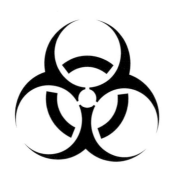

[⁷   ] 色−液状，泥状のもの
[⁸   ] 色−固形状のもの
[⁹   ] 色−鋭利なもの

図14　バイオハザードマーク（「保健生態学」p.60）

演習問題 4

歯科医療機関から排出される廃棄物を廃棄ボックスごとに分別してみよう.

廃棄物

1. グローブ	6. エックス線現像液	11. 細菌培養後に滅菌したプラスチックシャーレ
2. 注射針	7. メス	12. 使用済試薬ガラス瓶
3. 血液	8. 血液付着のガーゼ	13. 唾液付着のコットンロール
4. 抜去歯	9. 血液付着のコットン	14. 唾液付着のラバーダムシート
5. 紙くず	10. 石膏模型	15. 除去した腫瘍組織片

A
10
赤マーク
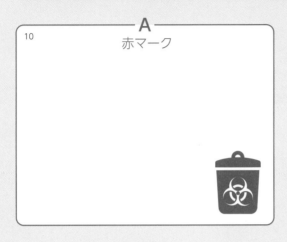

B
11
橙マーク
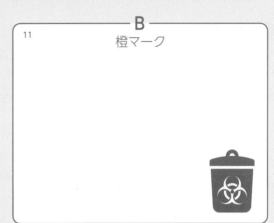

C
12
黄マーク
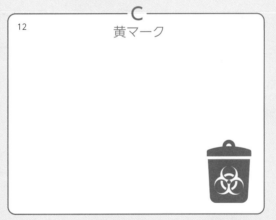

D
13
その他の一般廃棄物
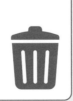

E
14
その他の産業廃棄物

注）施設によって，分別が異なる場合があります.

Ⅰ編　保健生態学 ―衛生学・口腔衛生学・公衆衛生学―

14 感染症の成り立ち

©医歯薬出版

1 感染と発病

- 感染：病原体が宿主（ヒト）の体内に侵入して定着・増殖すること.
- 発病：感染の結果何らかの臨床症状を示すこと. 感染しても発病していない状態を

  [¹   ] という.

2 感染症成立の三要因 （図15）

1）病原体（感染源）

主にヒト（患者，キャリア）だが動物（人獣共通感染症）や土壌（破傷風など）が感染源になる場合もある.

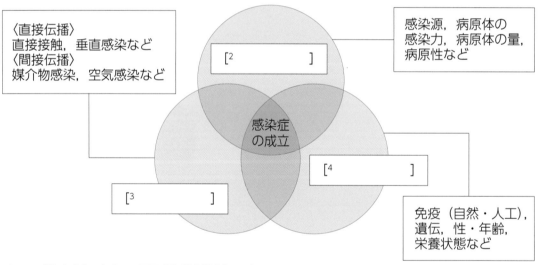

〈直接伝播〉
直接接触，垂直感染など
〈間接伝播〉
媒介物感染，空気感染など

[²   ]

感染源，病原体の
感染力，病原体の量，
病原性など

感染症
の成立

[⁴   ]

[³   ]

免疫（自然・人工），
遺伝，性・年齢，
栄養状態など

図15 感染症成立のための三要因 （「保健生態学」p.63）

2) 感染経路

感染経路は直接伝播と間接伝播に大別される（**表4**）.

表4 感染経路の分類（「保健生態学」p.64参照）

		感染経路の分類		感染症の例
直接伝播	[⁵]	性行為，医療行為などによる粘膜，傷，血液との接触. 転倒時にできた傷と土壌に含まれる病原体が接触. 動物に咬まれた傷から動物の病原体が侵入.		梅毒，B型肝炎 破傷風 狂犬病
	[⁶]	くしゃみなどによる飛沫が鼻・口腔粘膜に接触.		インフルエンザ
	[⁷]	胎児が母親から感染. 出生時に産道で感染する場合も含む.		梅毒，B型肝炎， ヘルペス
間接伝播	[⁸] 感染	空気中に浮遊する飛沫核（飛沫が乾燥したもの）を吸引.		結核，麻しん
	[⁹] 感染	医療器具，食器，寝具などに付着した病原体との接触.		梅毒，B型肝炎
	[¹⁰] 感染	昆虫類などの動物を介して感染.		ペスト，日本脳炎

3) 宿主感受性

感染に対する個人の感受性. 遺伝，免疫，性，年齢，栄養状態などに影響される.

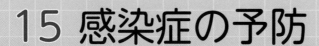

15 感染症の予防

1 感染症予防の基本概念

- 感染症成立の三要因それぞれに対して対応する（**表5**）.

表5 **感染症成立の三要因に対する予防対策**（「保健生態学」p.66 参照）

要因	対策	
病原体対策	[¹] （感染症届出や検診による感染者の把握・分析） 感染者の [²] ・治療 土壌の消毒 [³]	
感染経路対策	直接伝播対策	保護具（マスク，グローブ，コンドームなど）の着用 母子感染防止対策
	間接伝播対策	[⁴] 感染対策：空気の浄化，換気 [⁵] 感染対策：媒介物の消毒，清潔保持 [⁶] 感染対策：媒介動物の駆除
宿主感受性対策	非特異的対策	衛生教育，[⁷]
	特異的対策	[⁸]

2 感染症対策上の問題点

- 耐性菌の出現：抗菌薬に対する耐性菌（MRSA，VRE など）が出現している.

- 輸入感染症：ヒトや物資の高速・大量輸送，国際化の進行などにより，国外の感染源が大量に国内に持ち込まれるリスクが高まっている.

- 新興感染症：1970 年代以降に新たに出現した感染症. [⁹   ]，[¹⁰   ]
など.

- 再興感染症：近い将来克服されると考えられていた感染症の再流行. [¹¹   ]，[¹²   ]
など

3 感染症対策に関する法律

- 感染症の予防及び感染症の患者に対する医療に関する法律（感染症法）：感染症の分類，感染症に関する医師，獣医師の [13　　　　　]，厚生労働大臣による [14　　　　　] の策定，都道府県の [15　　　　　] 策定などを定めている.
- 検疫法：海外からの船舶，航空機による病原体の [16　　　　　] への侵入を防止するための法律. [17　　　　　] の業務や権限を定めている. また，感染症法による分類とは別に検疫感染症の分類を定めている.
- 予防接種法：予防接種による健康被害の防止を目的とした法律.
- 学校保健安全法：学校における児童生徒及び職員の健康の保持増進のための法律である. 感染症法による分類とは別に [18　　　　　] の分類を定めている (p.108 参照).

4 感染症法に基づく感染症の分類 (表6)

- 1 類から 5 類に分類され，数字が大きくなるほど危険性が [19　　　　　] なる.
- 1 類から 5 類以外の分類は，流行の兆しがあったときの臨時緊急の対策.

表6　感染症法による感染症の分類（「保健生態学」p.70 参照）

分類	対象疾患	特徴
1 類	エボラ出血熱，クリミア・コンゴ出血熱，マールブルグ病，ラッサ熱，ペスト，痘そう，南米出血熱	感染力，重篤性等から危険性がきわめて高い感染症
2 類	ポリオ（急性灰白髄炎），結核，ジフテリア，重症急性呼吸器症候群 (SARS)，中東呼吸器症候群 (MERS)，鳥インフルエンザ (H5N1, H7N9)	感染力，重篤性等から危険性が高い感染症
3 類	コレラ，細菌性赤痢，腸管出血性大腸菌感染症，腸チフス，パラチフス	危険性は高くないが特定の職業では集団発生の恐れがある感染症
4 類	狂犬病，マラリア，日本脳炎，E 型・A 型肝炎，ウエストナイル熱，など（44 疾病）	動物，飲食物等を介して人に感染する感染症，人から人への感染はない
5 類	麻しん，風しん，破傷風，梅毒など	発生拡大を防止すべき感染症
新型インフルエンザ等感染症	新型インフルエンザ　再興型インフルエンザ	蔓延すると全国民の生命・健康を脅かすと判断された場合は一類に準じて対応する.
指定感染症	政令で 1 年間に限り指定される感染症	4，5 類その他の感染症で 1 から 3 類程度に危険性が高まったもの.
新感染症	厚生労働大臣の指導・助言を受けて都道府県知事が応急対応する感染症	既知の感染症と異なる感染症で危険性が極めて高い感染症

5 予防接種

- 定期予防接種：予防接種法で定められた予防接種（公費の補助あり）（**表7**）．A 類と B 類がある．A 類は
  [20   ] が目的．国民に接種の [21   ] がある．B 類は [22   ] が目的で，
  [23   ] はない．
- 任意接種：予防接種法で定められておらず，[24   ] が全額自己負担で受ける予防接種．

表7　予防接種法に基づく定期予防接種（「保健生態学」p.72 参照）

類型	ワクチン名	対象疾患			
A 類	4 種混合 DTP-IPV	[25]，	[26]，	[27]，	[28]
	2 種混合 MR	[29]，	[30]		
	日本脳炎	日本脳炎			
	B 型肝炎	B 型肝炎			
	BCG	[31]			
	ヒブ Hib	[32]			
	肺炎球菌（PCV13）	小児肺炎			
	ロタウイルス	ロタウイルス感染症			
	HPV	[33]			
	乾燥弱毒生水痘	水痘			
B 類	インフルエンザ	[34] 以上のインフルエンザ			
	肺炎球菌（PPSV23）	[35] 以上の肺炎			

6 主な感染症の動向

- 一類感染症：近年，わが国での発症はない．2014（平成 26）年に西アフリカを中心に
  [36   ] の感染が拡大し，WHO によって国際的な緊急事態宣言がなされた．
- 二類感染症：[37   ] 以外は近年わが国での発症はない．結核の新規患者は 2018（平成 30 年）
  で人口 10 万対 12.3 と，近年先進国中で [38   ] い状態が続いている．わが国の結核は
  [39   ] 層と都市部の [40   ] 層の 2 つの集団に偏在している．
- 三類感染症：主に下痢などの [41   ] 症状を起こす感染症がここに分類されている．
  細菌性赤痢，腸チフス・パラチフスは外国からの [42   ] が多い．
- ウイルス性肝炎：原因ウイルスから A〜E の 5 種類に分類される．A，E 型が 4 類，その他が 5 類に分類
  されている．B 型肝炎はウイルスは感染力が強く，母子垂直感染も感染経路となるため，国による
  [43   ] が行われている．また 2016（平成 28）年から 0 歳児に対する
  [44   ] の定期接種が開始された．
- インフルエンザ：鳥インフルエンザ以外のものは五類感染症に分類される．毎年のように流行する．その
  原因として，感染力が強いこと，周期的に大きな [45   ] が起こること等が考えられている．

16 食品保健

1 食中毒の疫学

- 食中毒：食品摂取による健康障害．食品を媒介物とする [¹　　　　　　] も食中毒として取り扱われる．
  一方，食中毒の原因は感染性微生物に限らず，[²　　　　　　] や [³　　　　　　] を原因とするものもある．
- 発生状況：近年の食中毒全体の発生状況は多少の年次変動はあるもののほぼ横ばい（**図16**）．
- 原因別発生状況：発生件数は細菌性食中毒が多いが，患者数ではノロウイルスによる食中毒が約54％と最も多い．
- 細菌性食中毒のなかでは [⁴　　　　　　　] を原因とする食中毒が最も多い．
- 月別発生状況：細菌性食中毒は [⁵　　　　　] に，ノロウイルスによる食中毒は [⁶　　　　　] に多く発生する．

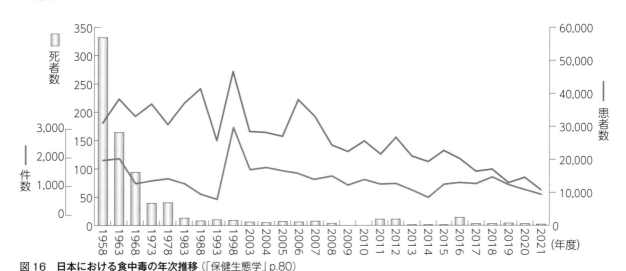

図16　**日本における食中毒の年次推移**（「保健生態学」p.80）

演習問題5

【なぜ？　考えてみよう】

①発生件数で見た場合と患者数で見た場合では，最も多い原因が違うのはなぜだろう．

　[⁷　　　　　　　　　　　　　　　　　　　　　　　　　　　　　　　　　　　　　]

②細菌性食中毒とノロウイルスによる食中毒で月別発生状況が違うのはなぜだろう．

　[⁸　　　　　　　　　　　　　　　　　　　　　　　　　　　　　　　　　　　　　]

2 食中毒の分類

1）細菌性食中毒

感染型：細菌の生体への [9   ] により発症する食中毒.

    感染型の病原菌：サルモネラ菌，腸炎ビブリオ，カンピロバクター，病原大腸菌など.

毒素型：細菌が産生した [10   ] による食中毒. 食品中に生きた [11   ] 発症する.

    毒素型の病原菌：ボツリヌス菌黄色ブドウ球菌など.

    黄色ブドウ球菌の毒素は [12   ] のため，食品を加熱しても発症する.

2）ウイルス性食中毒

ウイルスによる食中毒. ウイルスで汚染された食品を摂取することで発症する. 原因となるウイルスで最も多いのは [13   ] であり，その他，ロタウイルス，アデノウイルスなどが原因となる.

3）寄生虫による食中毒

鯖やヒラメのような魚類に寄生する寄生虫による食中毒.

4）化学物質による食中毒

5）自然毒食中毒

フグ毒，毒キノコなど.

3 食品の安全性確保

- 食品の安全性を確保するための主要な法律は [14   ] 法である.
- 食品衛生法で定めている事項：[15   ]，[16   ]，食品の広告，[17   ] の届出など
- 食品の適正表示：消費者が，アレルギーの回避など，自己選択によって食の安全性を確保するためには食品の適正な表示が必要である. 食品の適正表示のための法律は [18   ] 法である.

食品表示法では [19   ]，[20   ]，[21   ] などを表示することを義務づけている.

アレルゲンについては，7 品目が表示を必須とされ，20 品目で表示が奨励されている (**表8**).

表8 食品のアレルゲン表示

規定	アレルゲン名		表示をさせる理由
表示が必須のもの	卵，乳，小麦，えび，かに		発症件数が多いため
	そば，落花生		症状が重くなることが多く，生命に関わるため
表示されることが望ましいもの	あわび，いか，いくら，オレンジ，キウイフルーツ，牛肉，くるみ，さけ，さば，大豆，鶏肉，バナナ，豚肉，まつたけ，もも，やまいも，りんご，ゼラチン		過去に一定の頻度で発症が報告されたもの

1 日本人の食事摂取基準

- 食事摂取基準は健康な個人や集団が摂取する食事栄養量の基準.
- [¹　　　　　　] 法に基づき [²　　　　　　] 年ごとに [³　　　　　　] が策定する.
- 食事摂取基準で用いる指標

　1) エネルギーの指標：BMI (body mass index)

　2) 栄養素の指標：目的の異なる5つの指標がある (**図17**)

　　・[⁴　　　　　　　] 量：ある母集団における平均必要量の推定値.

　　・[⁵　　　　　] 量：ある集団のほとんど (97〜98%) の人が1日の必要量を満たすと推定される
　　　1日の摂取量

　　・[⁶　　　　　] 量：推定平均必要量及び推奨量が算定できない場合に用いる. 人々が一定の栄養
　　　状態を維持するのに十分な量

　　・[⁷　　　　　] 量：ある集団に属するほとんどの人々が過剰摂取の危険がないとみなされる習慣
　　　的摂取量の上限量

　　・[⁸　　　　　] 量：生活習慣病の一次予防を目的として，現在の日本人が当面の目標とすべき摂
　　　取量

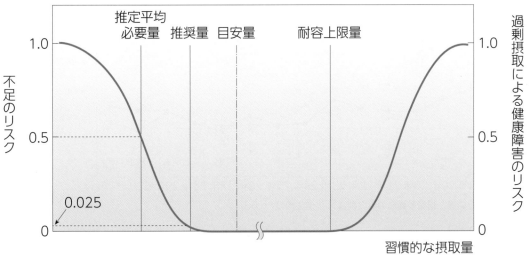

図17　食事摂取基準の指標の概念図 (「保健生態学」p.86)

2 国民栄養の現状と問題点

- 国民栄養の現状は [⁹   ] 法に基づき毎年実施される [¹⁰   ] 調査から把握される.

- 調査項目は，①身体状況 (身長，体重，血圧など)，②栄養摂取状況 (食事状況，食物摂取状況など)，③生活習慣調査 (食生活，身体活動，飲酒，喫煙など) からなる.

1) 身体状況での問題点

- 男性の肥満が多い：20 歳以上の男性の肥満者の割合は 30％以上で，健康日本 21 (第 2 次) の目標値 28％を超えている. また，20 歳代女性のやせの者の割合が 20％以上と高い (健康日本 21 の目標値 20％) (図 18).

- 低栄養傾向の高齢者〔BMI [¹¹   ] 以下〕の割合は，65 歳以上全体では健康日本 21 (第 2 次) の下限目標値 22％を下回っているが，85 歳以上になると急激に増加し，特に女性では 30％を超える. 高齢者の低栄養状態はサルコペニアやフレイルの原因となるため予防が大切である.

2) 栄養摂取状況での問題点

- 食塩摂取量は年々減少しているが，平均 10.1 g (令和元年) とまだ健康日本 21 (第 2 次) の目標値 [¹²   ] g には達していない.

- 野菜摂取状況は過去 10 年で減少しており，健康日本 21 (第 2 次) の目標値 [¹³   ] g に対して，約 280 g の摂取量である. これに伴い，[¹⁴   ] の摂取量も減少している.

3) 生活習慣での問題点

- 20 歳代の朝食欠食率が高い.

- 生活習慣病のリスクを高める量を飲酒している者の割合は，近年女性で増加している.

- 習慣的に喫煙している者の割合は年々 [¹⁵   ] し，令和元年現在 16.7％である. しかし，30～60 歳代の男性ではいまだに 30％以上が喫煙している.

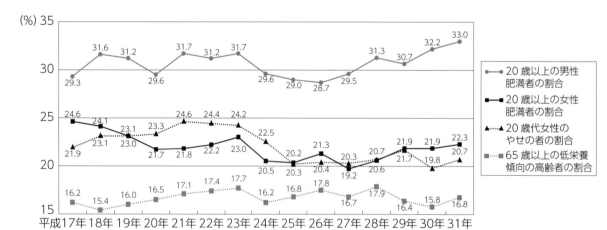

図 18　肥満，やせの者，低栄養傾向の者の割合 (「保健生態学」p.88)

18 健康づくりのための食生活指針

1 健康づくりのための食生活指針

- 2000（平成12）年（2016年に一部改正），当時の農林水産省，厚生省，文部省の連携により作成された．
  ・食事を楽しみましょう．
  ・1日の食事のリズムから，健やかな生活リズムを．
  ・適度な運動とバランスのよい食事で，適正体重の維持を．
  ・日本の食文化や地域の産物を活かし，郷土の味の継承を．
  などの10項目からなる指針．

2 食事バランスガイド （図19）

- 2005（平成17）年に食生活指針を基に「何を」「どれだけ」食べればよいかをイラストで示した食事の目安．食事と運動のバランスをコマで表現し，[1　　　　　　　] によりコマが安定することを示している．また，[2　　　　　] はコマの軸として欠かせない存在であることも示している．

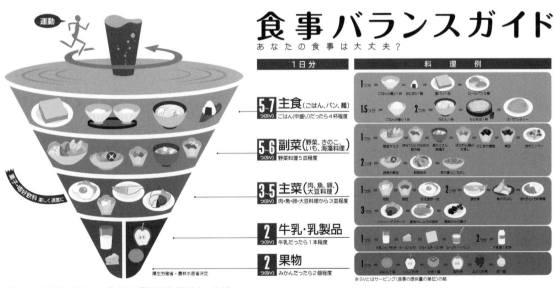

図19　**食事バランスガイド**（「保健生態学」p.90）

歯・口腔の健康と予防に関わる
人間と社会の仕組み1

保健生態学

2章 口腔衛生学
歯・口腔の健康と予防

1. 歯・口腔の健康と予防
2. 歯・口腔の健康
3. 歯・口腔の付着物・沈着物
4. 口腔清掃法
5. う蝕の発生要因
6. う蝕活動性
7. う蝕の予防法
8. フッ化物の基礎知識
9. フッ化物によるう蝕予防
10. 歯周疾患の症状と分類
11. 歯周疾患の発症機序
12. 歯周疾患の予防手段と処置
13. 口腔粘膜疾患
14. 口臭症
15. その他の疾患・異常

1 歯・口腔の健康と予防

© 医歯薬出版

1 病気予防のための3つのケア

①[¹　　　　　　　　　] ケア：個人が自らの生活のなかで行う病気予防，健康行動

②[²　　　　　　　　　] ケア：専門家が行う予防処置

③[³　　　　　　　　　] ケア：市町村，学校などの地域や組織を通じて行われる予防活動

演習問題6 普段行われている予防活動が **1** のどのケアにあたるか分類してみよう.

予防活動

1. シーラントをしてもらう
2. 毎日の歯みがき
3. 食生活に気をつける
4. デンタルフロスを使う
5. フッ素を塗ってもらう
6. よく歩くようにする
7. フッ素入りの歯みがきを使う
8. 学校でフッ素洗口
9. 定期的に歯石を取ってもらう
10. 町の健康づくりイベント
11. 歯みがきボランティア
12. 健康づくりのためのTV放送
13. PMTCをしてもらう
14. スポーツジムに通う

┌─ セルフケア ─┐　┌─ プロフェッショナルケア ─┐　┌─ コミュニティヘルスケア ─┐
│ 4 │　│ 5 │　│ 6 │
└─────────┘　└───────────────┘　└─────────────┘

2 歯・口腔の健康

1 歯の種類と形態

- 歯には乳歯と永久歯があり，それぞれに名称がつけられている（**図1**）.
- 乳歯は上下左右の4ブロックにそれぞれ [¹　　　　] 歯ずつ，合わせて20歯．永久歯は4ブロックに [²　　　] 歯ずつ，合わせて32歯ある.
- 現代では第三大臼歯までそろっているヒトは少なく，この歯は智歯（親知らず）ともよばれる.

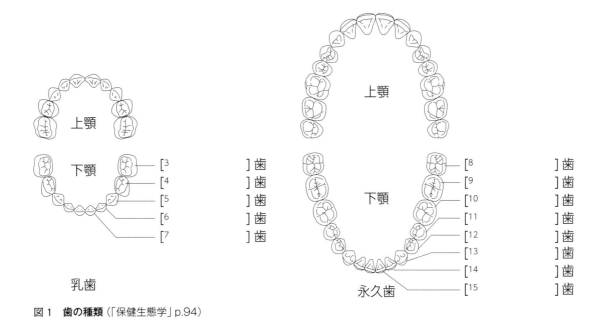

図1　**歯の種類**（「保健生態学」p.94）

2 歯と歯周組織の構造（図2）

- 口腔内に露出している歯冠部はエナメル質，象牙質，歯髄の三層で構成される.
- 歯槽内に埋まっている歯根の最外層はセメント質が覆っている．セメント質は硬組織だが [¹⁶　　　　　] に分類される.
- エナメル質：歯冠の最表層を構成する人体の中で最も硬い組織.
- 象牙質：エナメル質より軟らかく，骨より少し硬い．[¹⁷　　　　] という細い管で貫かれ，これにより痛みなどの知覚が伝達される.
- 歯髄：[¹⁸　　　　　] を満たす軟組織で主として血管と神経からなっている.
- 歯周組織：セメント質，[¹⁹　　　　　]，[²⁰　　　　　]，[²¹　　　　　] で構成される.

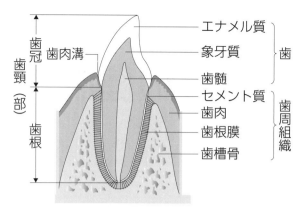

図2 歯および歯周組織（「保健生態学」p.94）

3 唾液

- 唾液は3種類の大唾液腺（**表1**）と口腔粘膜に散在する小唾液腺に大別される.

- 唾液成分の99％は [22   ]．そこに無機イオン成分と糖タンパク質や酵素などの有機成分が含まれる.

- 口腔内に貯留している唾液には分泌された唾液の成分に加えて歯肉溝滲出液，口腔微生物，剥離上皮細胞，白血球などを含んでいる.

- 唾液の機能には以下のようなものがある.

  ①消化作用：唾液 [23   ] はデンプンを分解する.

  ②潤滑作用：粘液性の唾液に多く含まれる糖タンパク質の [24   ] や高プロリンタンパクは水分と共に粘膜をなめらかにして咀嚼や発音をしやすくする.

  ③粘膜保護作用：[25   ] やシスタチンSは粘膜の乾燥を防ぎ化学物質の作用などを緩和する.

  ④味覚作用：食物は唾液という水分に溶けることで [26   ] と結合して味覚が生じる.

  ⑤排泄作用：体内の薬物，化学物質などは唾液に排泄される.

  ⑥水分代謝作用：体が脱水状態になると唾液の分泌速度が [27   ] し口腔乾燥状態となることで飲水行動を促進する.

  ⑦浄化作用：唾液は口腔内を洗い流す.

  ⑧抗菌作用：唾液中の [28   ]，[29   ]，[30   ]，ラクトフェリン，ヒスタチンなどは抗菌作用をもつ.

  ⑨歯質保護作用 [31   ] 形成などにより歯質を脱灰から保護する作用をもつ.

  ⑩緩衝作用：pHの急激な変動が起きないように唾液は緩衝作用をもつ．緩衝作用に関与する主成分は [32   ] である.

表1 三大唾液の特徴（「保健生態学」p.97 参照）

	大きさ	開口部	唾液の性状
[33]	唾液腺の中で最大 （約6cm×3〜4cm）	上顎大臼歯部頬粘膜の耳下腺乳頭	漿液性
[34]	耳下腺の1/2 （約4cm×3cm）	舌小帯の脇にある舌下小丘	混合性（漿液主体）
[35]	耳下腺の1/5 （約3〜4cm×1cm）	舌下小丘，舌下ヒダ	混合性（粘液主体）

4 歯の形成と成熟

- 歯と歯周組織の発生：

  エナメル質だけが [³⁶　　　　　] 性. それ以外は [³⁷　　　　　　　　　　　] から発生する.

- 歯の形成：胎生 6〜7 週頃から以下の順序で歯が形成される.

> [³⁸　　　　　　　] 形成→蕾状期→帽状期→鐘状期→ [³⁹　　　　　　] 形成
> → [⁴⁰　　　　　　] 開始→ [⁴¹　　　　　　　] 完成→歯冠萌出→ [⁴²　　　　　] 完成

乳歯で最も早く完成するのは [⁴³　　　　　　　　　　　　　　].

　歯冠の完成は生後 [⁴⁴　　　　　　] か月. 萌出は生後 [⁴⁵　　　　　] か月

永久歯で最も早く完成するのは [⁴⁶　　　　　　　　　　　].

　歯冠の完成は生後 [⁴⁷　　　　　] 年. 萌出は [⁴⁸　　　　　　　] 歳頃. ほぼ同時に下顎中切歯も萌出する.

- エナメル質の萌出後の成熟：歯冠の石灰化は萌出時にはほぼ完了しているが，萌出後にもエナメル質の結晶成分である [⁴⁹　　　　　　　] は，唾液などの口腔内環境に接するとそこから石灰化に関与するミネラルである [⁵⁰　　　　　]，[⁵¹　　　　　] を取り込んで，結晶性が向上する. また，口腔に存在する [⁵²　　　　　] によって萌出後の成熟や [⁵³　　　　　] が促進される.

> 【3つの歯の石灰化】
>
> 1. 石灰化 (Mineralization)：[⁵⁴　　　　　　] にミネラルが取り込まれて，歯冠になること.
>
> 2. 萌出後の成熟 (Post eruptive maturation)：萌出した歯冠エナメル質にミネラルが取り込まれて，萌出直後よりも結晶性が向上すること.
>
> 3. 再石灰化 (Remineralization)：初期う蝕で脱灰 (Demineralization) が生じたエナメル質にミネラルが [⁵⁵　　　　　] すること.

5 歯・口腔の形成異常

- 歯数の異常：正常な歯数よりも少ないあるいは多い場合. 多い場合は [⁵⁶　　　　　　] とよばれ，[⁵⁷　　　　　] と大臼歯部に多く見られる.

- 歯の形態の異常：歯の大きさやかたちの異常で，[⁵⁸　　　　　　] のほうに多い.

  ①矮小歯：正常よりも小さい歯

  ②巨大歯：正常よりも大きい歯

  ③ [⁵⁹　　　　　] 歯：2つ以上の歯が象牙質やエナメル質によって結合したもの

  ④ [⁶⁰　　　　　] 歯：2つ以上の歯がセメント質のみで結合したもの

- 歯の形成不全：[⁶¹　　　　　] 時にエナメル質や象牙質がうまく石灰化されなかったもの. フッ化物の過剰摂取によるエナメル質形成不全を特に [⁶²　　　　　　　] とよぶ.

- 歯の色調以上：[⁶³　　　　　] 時に何らかの原因が作用したことによって異常な色調を有する歯がつくられること. テトラサイクリン系抗菌薬による黄ないし褐色の着色を特に [⁶⁴　　　　　　　] とよぶ.

- その他，歯の位置異常，顎顔面の形成異常，小帯の異常などがある.

6 歯・口腔の機能

1）摂食嚥下（表2）

摂食嚥下のプロセスは**表2**に示す摂食嚥下の5期からなる.

口腔期から食道期を嚥下の3相とよぶ場合もある.

表2 摂食嚥下の5期

先行期	準備期	口腔期（嚥下の第1期）	咽頭期（嚥下の第2期）	食道期（嚥下の第3期）
食べ物を認識する	食べ物を咀嚼して食塊を形成する	食塊が口腔から咽頭に送られる	食塊が咽頭から食道に送られる	食塊が食道から胃に送られる

> **演習問題7** 『保健生態学』p.106の図Ⅱ-1-9を参考に，食塊が下図の位置にあるとき，摂食嚥下の5期のどの時期かを考えてみよう.
>
> ア. [65　　　　　]期　　　イ. [66　　　　　]期
>
> ウ. [67　　　　　]期　　　エ. [68　　　　　]期
>
>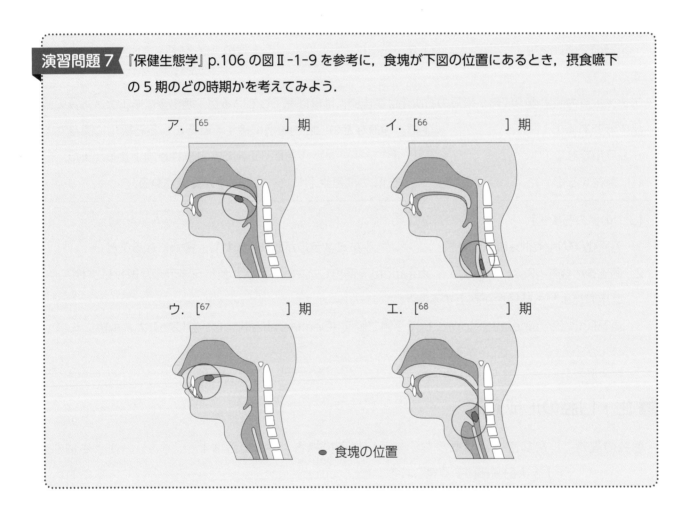
>
> ● 食塊の位置

2）味覚

味覚は唾液に溶けた味覚物質が舌や [69　　　　　] に分布する味覚受容器である [70　　　　　] を刺激することによって発現する.

〔4つの基本味〕

①[71　　　　]　②[72　　　　]　③[73　　　　]　④[74　　　　]

3）発音・発声

呼気が生体の振動を受け，咽頭腔，口腔，鼻腔などで共鳴して生じる. 不正咬合，歯の欠損，口唇・口蓋裂などがあると発音や発声に [75　　　　] が起こる.

4) 表情と審美性

歯並びや歯の色，歯周病による歯肉の腫脹，咬合口径の低下による口角のしわなど，口腔の審美性に係わる要素は多い．

☑ 口腔の健康と全身の健康

1) 口腔の疾患，不潔が全身の健康に及ぼす影響（口腔→全身）

- [76   ] 低下による口腔細菌量の増加＋むせ反射の低下による [77   ]
  → [78   ] 性肺炎

- 歯性病巣感染→ [79   ]，[80   ] などの心疾患，糸球体腎炎，など

- 歯周病→ [81   ]，心疾患、早産・[82   ] の出産，呼吸器疾患など

2) 全身疾患が口腔の健康に及ぼす影響（全身→口腔）

- [83   ] →歯周病の増悪．

- 高齢，AIDS，周術期などによる [84   ] の低下→ [85   ] の発症．

- 薬物（向精神薬，降圧薬，抗アレルギー薬など）の副作用，全身疾患（Sjögren 症候群など）→
  [86   ]．

- 血液疾患，内分泌障害，栄養障害など→歯周病などの口腔疾患

I 編　保健生態学—衛生学・口腔衛生学・公衆衛生学—

3 歯・口腔の付着物・沈着物

1 ペリクル

- 唾液由来の [¹   ] が歯面に吸着して形成される.
- 厚さは [²   ] 未満の薄膜
- 機能には, [³   ] と [⁴   ] の歯面への付着促進がある.

2 プラーク

1) 組成

- 約 70%が細菌で, 湿重量 1 g あたりに [⁵   ] 個含まれる. 細菌の種類は 500 種以上.
- 細菌の間を埋める細胞間基質は主に唾液由来の [⁶   ] と [⁷   ] で構成される.
- 菌体外多糖類のうち不溶性と高い粘着性をもつムタンは [⁸   ] などによって合成される.

2) プラークの形成機序 (図 3)

ペリクル上にレンサ球菌などの初期定着菌が定着

→増殖して厚みのあるコロニーを形成

→コロニー内部の環境や栄養供給状態が変化

→細菌どうしが付着しあってコロニーの厚みが増す

→*Fusobacterium nucleatum* などの偏性嫌気性菌が増加

→歯面への付着能力を持たない後期定着菌が主に歯肉縁下に定着

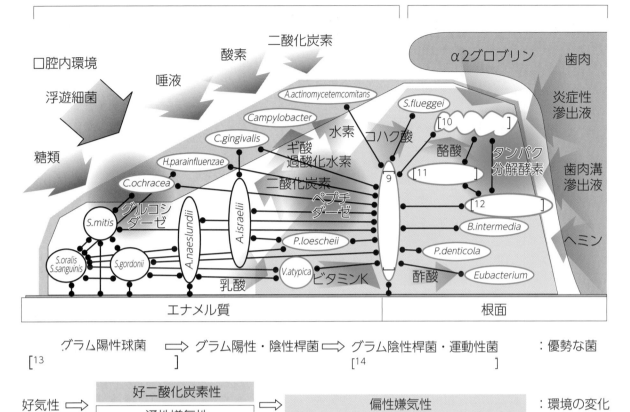

グラム陽性球菌 ⇒ グラム陽性・陰性桿菌 ⇒ グラム陰性桿菌・運動性菌 ：優勢な菌

[13   ]   [14   ]

好気性 ⇒ 好二酸化炭素性 / 通性嫌気性 ⇒ 偏性嫌気性 ：環境の変化

唾液（糖発酵性） ⇒ 滲出液（タンパク分解性） ：栄養供給

⇒ 時間の経過とプラークの成熟度

◯ グラム陽性菌　◯ グラム陰性菌　●—● 微生物間の付着　◢ 栄養素の受け渡し

図3　プラークの成熟の過程（「保健生態学」p.113）

3）プラークの病原性

- プラーク中の細菌は二大歯科疾患であるう蝕と歯周病の原因となる（**表3**）.
- プラークの病原性はプラークが [15   ] であることにもよる.

〔バイオフィルムの特徴〕

①歯面のような [16   ] 表面にフィルム状に形成された細菌のコロニー.

②バイオフィルム内では [17   ] が保たれ，物質の浸透や拡散が緩やか.

③バイオフィルムは抗菌成分が内部に到達しにくいため，細菌は [18   ] 状態に比べ抗菌物質への [19   ] が高くなる.

表3　う蝕・歯周病に関わる主要な細菌（「保健生態学」p.115参照）

疾患名	細菌名	発育条件	グラム染色性	形態	特徴（病原性）
[20]	Mutans streptococci *Streptococcus mutans*	通性嫌気性	陽性	球菌	菌体外多糖合成能力が高い.
	Streptococcus sobrinus	通性嫌気性	陽性	球菌	う蝕の [21] に関与
	Lactobacillus 属	通性嫌気性	陽性	桿菌	う窩の [22] に関与
[23]	*Porphyromonas gingivalis*	偏性嫌気性	陰性	桿菌	[24] や [25] を持ち，組織の破壊や炎症を引き起こす. 慢性歯周炎との関連が強い.
	Tannerella forsythia	偏性嫌気性	陰性	桿菌	
	Treponema denticola	偏性嫌気性	陰性	[26] 状菌	
	Aggregatibacter actinomycetemcomitans	通性嫌気性	陰性	桿菌	[27] という白血球毒性物質を産生する. 侵襲性歯周炎との関連が強い.

3 歯石

1）組成

- 歯石はプラークが石灰化したもの.
- 80％が無機成分. 無機成分の主成分は [28   ].

2）歯石の形成機序

- 唾液や歯肉溝滲出液の無機成分が析出してプラークに沈着する.
- プラークが石灰化を促進する条件には，pHの [29   ]，高分子リン酸エステルからの [30   ] の生成，細菌の関与などがある.

3）歯肉縁上歯石と縁下歯石の違い（表4）

表4　歯肉縁上歯石と縁下歯石の比較（「保健生態学」p.116参照）

	歯肉縁上歯石	歯肉縁下歯石
好付着部位	[31] 付近	部位による分布差はない（歯周ポケットがあるところに付着する）
色調	白色，淡黄色	半褐色，暗緑色
硬さ	比較的 [32] い	[33] い
除去しやすさ	除去は [34]（硬いエナメル質の上に脆い歯石）	除去は [35]（軟らかいセメント質の上に硬い歯石）
無機成分の由来	[36]	[37]

4 舌苔

- 舌背から舌根にかけて付着する黄白色の堆積物.
- 付着量には個人差があり，同一個人でも健康状態などで変化する.
- 主成分はプラーク同様に [38   ] であり，そのほか粘膜剝離上皮，唾液成分などからなる.
- 多量の付着は [39   ] の原因となる.

5 色素沈着物

- 外来性と内因性の色素がある.

1）外来性色素沈着物

金属性色素：黒色；マンガン，水銀，鉄　　緑色；[40   ]

非金属性色素：お茶，コーヒー，タバコ，ポビドンヨード洗口剤などの薬剤など.

2）内因性色素沈着

歯髄壊死，歯の形成期における抗菌薬（[41   ]）の長期服用などが原因.

4 口腔清掃法

1 口腔清掃法の分類

- 自然的清掃法：咀嚼や発音による [¹   ].
- 人工的清掃法：歯ブラシなどを用いて [²   ] で行う清掃.
- 手術的清掃法：歯科医師, 歯科衛生士などの専門家が専用の器具を用いて行う清掃.
  [³   ], [⁴   ] がこれにあたる.

2 人工的口腔清掃法の分類と器具

1) ブラッシング法

歯ブラシを用いて行う口腔清掃法. **表5** のような方法がある.

表5 ブラッシング法の種類 (「保健生態学」p.131 参照)

	ブラッシング法	主な目的
主にブラシの毛先を使用する方法	[⁵] 法	歯面のプラーク除去
	[⁶] 法	小児のセルフケアによるプラーク除去
	[⁷] 法	歯頸部や歯周ポケット内のプラーク除去
	1歯ずつの縦磨き法	叢生歯列などのプラーク除去
主にブラシの脇腹を使用する方法	ローリング法	歯肉マッサージと歯面のプラーク除去
	[⁸] 法	歯肉の炎症緩和のための歯肉マッサージ
	[⁹] 改良法	歯周病の者の歯肉マッサージと歯頸部プラーク除去
	[¹⁰] 法	歯間乳頭部歯肉のマッサージ
その他	[¹¹] 法	歯肉のマッサージと歯間部の清掃

2) 口腔清掃器具 (歯ブラシ)

(1) (手用) 歯ブラシ

歯ブラシは家庭用品品質表示法で柄や植毛の材質, 耐熱温度などを表示することが定められている. また, 日本産業規格 (JIS) によって, 規格が定められている. つまり, 一般家庭用品であり, [¹²   ] ではない.

(2) 歯ブラシの部位

歯ブラシは部位によって**図4**のような名称がある.

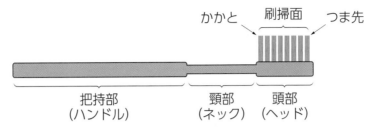

図4　歯ブラシ各部の名称（「保健生態学」p.128 参照）

(3) 電動歯ブラシ

　刷毛部が自動的に動作する. 当初手指機能障害者などに向けて開発されたが, 最近では一般の者を対象とした製品も数多く開発されている.

3) 口腔清掃補助器具

(1) デンタルフロス

- 適用：歯間部のプラーク除去
- 種類：歯間に通すときの滑りをよくするためのワックスタイプと, アンワックスタイプがある.
- 使用方法：指に巻き付けて使用する方法, [13　　　　　] 法, [14　　　　　　　　] に装着する方法, プラスチック製誘導針の [15　　　　　　　　] を用いる方法

(2) 歯間ブラシ

- 適用：歯間空隙が大きい場合, 隣接面に凹部がある場合などの歯間清掃
- 種類：空隙のサイズや目的に合わせ, 種々のかたさ, サイズがある.
- 使用方法：ブラシの先端をやや [16　　　　　　] に向けて挿入し, 水平に数回往復させる.

(3) タフトブラシ

　植毛部が 1 つの毛束だけの歯ブラシ. [17　　　　　　] 装着部, ブリッジ, [18　　　　　　　] などの清掃に適している.

(4) トゥースピック

　爪楊枝のこと. 木製とプラスチック製がある. いずれも歯間などの食物残差の除去を目的に使用される. プラーク除去効果は [19　　　　　] い.

(5) ラバーチップ

　歯間 [20　　　　　　] ともいう. [21　　　　　　　　] 部歯肉のマッサージに用いる.

(6) 舌清掃器具

　舌清掃には歯ブラシを用いる場合もあるが, [22　　　　　　], [23　　　　　　　　　] などの専用器具がある.

(7) 義歯清掃器具

　義歯清掃には歯ブラシを用いる場合もあるが, 専用の義歯用ブラシがある.

(8) 口腔洗浄器

　ノズル先端から噴射される水流によって食物残差を除去する. プラーク除去効果は [24　　　　　] い.

演習問題 8 写真の器具は何だろう．（「保健生態学」p.132, 133 参照）

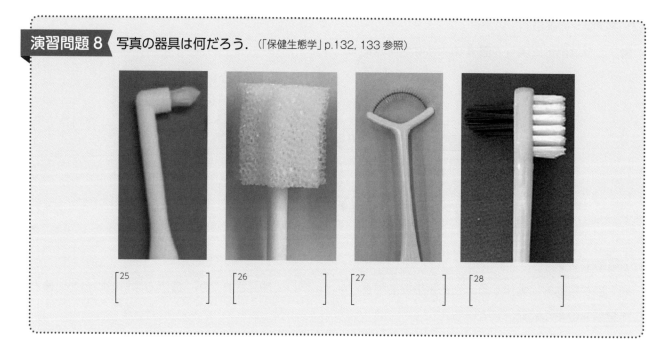

[25   ] [26   ] [27   ] [28   ]

4）プラークの染め出し

- プラークの染め出しはプラークの付着を肉眼で容易に検出するために行う．

- プラーク染め出し剤（歯垢染色剤）に用いられる色素には [29   ]，[30   ]，
  [31   ]，[32   ] がある．

3 不適切な口腔清掃による為害作用

1）歯ブラシによる害

（1）軟組織への影響

[33   ]，Stillman の [34   ]，MacCall の [35   ]

（2）硬組織への影響

歯の摩耗→ [36   ]，知覚過敏症

2）清掃補助器具による害

- デンタルフロス：歯肉の創傷

- 歯間ブラシ：[37   ]，[38   ]，軸の針金による歯肉の刺傷

4 歯磨剤と洗口液

- 歯磨剤は医薬品，医療機器等の品質，有効性及び安全性の確保等に関する法律で [39　　　　　　　　　　] 歯磨剤と [40　　　　　　　　　] 歯磨剤に分類される.
- [41　　　　　　] 歯磨剤は基本成分だけで構成される（**表6**）.
- [42　　　　　　　] 歯磨剤は基本成分に薬用成分が加えられている（**表7**）.
- 形状によって [43　　　　　　]，潤製，[44　　　　　　　]，液状，液体に分類される（**表8**）.

表6 歯磨剤の基本成分（「保健生態学」p.138 参照）

	役割	成分
清掃剤 （研磨剤）	歯面の汚れを除去する.	[45　　　　　　] カルシウム，炭酸カルシウム，[46　　　　　　　] カルシウムなど
湿潤剤	歯磨剤の水分を保持し形状を安定させる.	グリセリン，[47　　　　　　]，プロピレングリコールなど
発泡剤	洗剤（界面活性剤）として洗浄作用を持つと同時に，薬用成分を口腔全体にいきわたらせる.	[48　　　　　　　] ナトリウム，ラウロイルサルコシンナトリウムなど
粘結剤	固体成分（清掃剤）と液体成分を適度な粘性を持たせて結合させる. 練歯みがきがペースト状なのはこの成分のおかげ.	[49　　　　　　] ナトリウム，[50　　　　　　　　] ナトリウム（CMC）など
香味剤	歯磨剤に香りや味をつける成分.	ハッカ油，メントール，[51　　　　　　]，サッカリンナトリウムなど
保存剤	歯磨剤の変質を防止する.	安息香酸ナトリウム，パラベン，パラオキシ安息香酸メチルなど

表7 「歯磨き類」の薬用成分（「保健生態学」p.138 参照）

効能	成分
う蝕予防	歯質強化：[52　　　　　] ナトリウム，[53　　　　　　] ナトリウム プラーク分解作用：[54　　　　　　] 殺菌効果：クロルヘキシジングルコン塩酸，塩化ベンゼトニウム，塩化 [55　　　　　] など
歯周病予防	[56　　　　　　] 効果：アズレンスルホン酸ナトリウム水和物，グリチルリチン酸など [57　　　　　　] 効果：ヒノキチオール，アラントインなど [58　　　　　　] 作用：塩化ナトリウム，酢酸 DL-α-トコフェロールなど [59　　　　　　] 作用：ジヒドロコレステロール，塩化リゾチームなど [60　　　　　　] 作用：トラネキサム酸 殺菌効果はう蝕予防と同じ成分
象牙質知覚過敏抑制	乳酸 [61　　　　　　]，硝酸 [62　　　　　] など
歯石沈着防止	[63　　　　　　] ナトリウム，[64　　　　　　] ナトリウム

表8　歯みがき類（歯磨剤と洗口液の総称）の形状による成分の割合（「保健生態学」p.137）

		歯磨剤					洗口液
		粉	潤性	練	液状	液体	
基本成分（%）	[65]（[66]）	90〜	70〜	10〜60	−	−	−
	湿潤剤	−	〜30	10〜70	20〜90	5〜30	5〜30
	発泡剤	0.5〜2.0	0.5〜2.0	0.5〜2.0	0.5〜2.0	〜2.0	〜2.0
	[67]	−	〜0.5	0.5〜2.0	0.5〜2.0	−	−
	香味剤	0.1〜1.5	0.1〜1.5	0.1〜1.5	0.1〜1.5	0.1〜1.5	0.1〜1.5
	保存剤	〜1.0	〜1.0	〜1.0	〜1.0	〜1.0	〜1.0
薬用成分		適量	適量	適量	適量	適量	適量
その他の成分		適量	適量	適量	適量	適量	適量

演習問題9 なぜ？　考えてみよう

①研磨剤だけにカルシウム化合物が使われているのはなぜだろう．

[68

②フッ化物にフッ化ナトリウムだけでなく，モノフルオロリン酸ナトリウムが使われているのはなぜだろう．

[69

5 う蝕の発生要因

1 う蝕発生の要因

1）Keyes の輪（う蝕発生の三要因，図5）

- Keyes が 1969 年に提案したう蝕の発生の局所要因を表したモデル.
- 宿主と歯の要因，微生物要因（口腔細菌），食餌要因（発酵性糖質）によってう蝕が発生する.
- すなわち，弱い歯の上に酸をつくる細菌と，その細菌のエサがたくさんあるとう蝕になりやすい.
- Newbrun はその後 1978 年に 4 つめの輪として時間要因を提案した. これは，3 つの要因が重なっている時間が長いほどう蝕になりやすいことを示したもの.
- 現在では，う蝕の発生は，口腔局所の要因だけでなく，経済状態や養育環境などの [1　　　　　　　]要因も大きく影響していると考えられている.

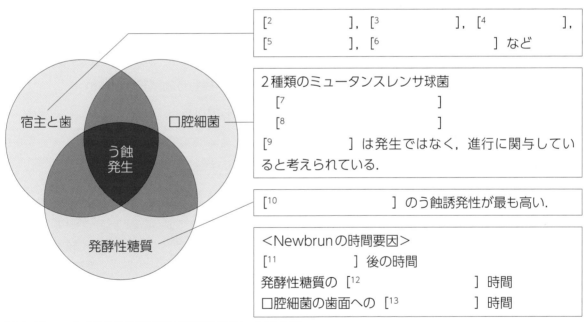

[2　　　　　　]，[3　　　　　　]，[4　　　　　　]，
[5　　　　　　]，[6　　　　　　　　] など

2種類のミュータンスレンサ球菌
　[7　　　　　　　　　]
　[8　　　　　　　　　]
[9　　　　　　] は発生ではなく，進行に関与していると考えられている.

[10　　　　　　　　　] のう蝕誘発性が最も高い.

＜Newbrun の時間要因＞
[11　　　　　　] 後の時間
発酵性糖質の [12　　　　　　　] 時間
口腔細菌の歯面への [13　　　　　] 時間

図5　Keyse によるう蝕の発生要因（「保健生態学」p.144 参照）

2) 宿主と歯の要因

- 年齢：歯は萌出後3年くらいまでは [14 　　　　　　　] が十分でないためう蝕になりやすい．その後う蝕リスクは減少するが，高齢期になると [15 　　　　　　　] のリスクが高まる．
- 性別：わが国において明確な性差はみられないが，永久歯では女性に多い傾向にある．
- 歯種：乳歯では [16 　　　　　　　]，永久歯では [17 　　　　　　　] に好発する．最もう蝕になりにくいのは乳歯，永久歯とも [18 　　　　　　　]．
- 唾液：唾液の [19 　　　　　]，[20 　　　　　] が低いとう蝕になりやすい．

3) 微生物要因（口腔細菌）

- 原因菌：う蝕発生の主な原因菌はミュータンスレンサ球菌である．
- ミュータンスレンサ球菌の種類：[21 　　　　　] と [22 　　　　　] があり，前者は日本人の [23 　　　　　] ％程度に定着している．後者は [24 　　　　　] ％程度の定着率といわれており，両方を持っている者にう蝕が多い．
- ミュータンスレンサ球菌の特徴：
  [25 　　　　　] 歳頃に母親をはじめとする養育者から子どもに伝播して定着する．
  ミュータンスレンサ球菌は [26 　　　　　] から [27 　　　　　]（ムタン）を合成する．不溶性グルカンはグルコース分子が重合した多糖で，粘性と不溶性という物性によって，ミュータンスレンサ球菌自身に加え，[28 　　　　　] をもたない他の細菌も歯面に付着させる接着材の役割を果たす．グルカンの粘性はグルコースどうしの [29 　　　　　] 結合部分が，不溶性は [30 　　　　　] 結合部分が担っている．

4) 発酵性糖質（食餌要因）

- 発酵性糖質（口腔細菌が利用して酸をつくるもととなる糖質）を含む食品がう蝕の原因となる．
- 発酵性糖質のなかでも [31 　　　　＝　　　　　] が最もう蝕誘発性が高い．
- スクロースのう蝕誘発性に関する研究には（1）〜（3）のようなものがある．

(1) Vipeholm Study（図6）

- ショ糖をさまざまな食品形状と摂取間隔で摂取したときのう蝕の発生状況を調べたもの．
- ショ糖の摂取量よりも，[32 　　　　　] の食品形態で [33 　　　　　] として摂取することがう蝕発生に関係することを示した．

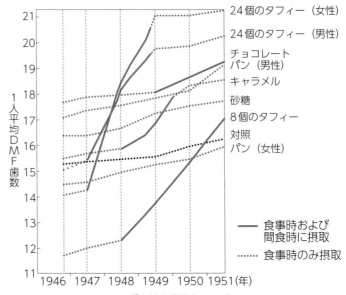

図6　Vipeholm Study（「保健生態学」p.149）

(2) Stephan の曲線を用いた Neff の実験 (図 7)

- グルコース溶液で洗口後のプラークの pH 低下を示した Stephan 曲線を，さまざまな糖質について記録したもの.

- マルトースやスクロースのような [34　　　　　　　] の糖類は pH 低下が著しいのに対し，[35　　　　　　　] である生デンプンや [36　　　　　　　] であるソルビトールはプラークの pH をあまり低下させない.

(3) Turku Sugar study (図 8)

- 日常摂取する甘味料をすべてスクロース，フルクトースまたはキシリトールにした場合のう蝕増加量を調査した研究.

- [37　　　　　　　] だけではう蝕はできず，[38　　　　　　　] も [39　　　　　　　] に比べてう蝕誘発性が低いことが示された.

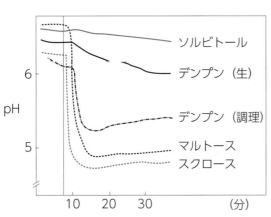

図 7　Stephan の曲線を用いた Neff の実験

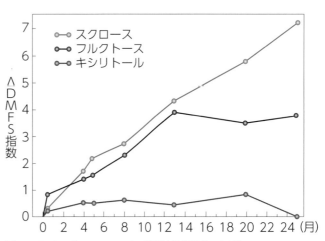

図 8　Turku Sugar study (「保健生態学」p.148)

5) う蝕の社会経済的要因

疫学研究で，自分自身と親の社会経済状態が高いほど，う蝕は [40　　　　　　　] いことがわかっている.
う蝕は，家庭環境や [41　　　　　　　] が関係する疾患である.

6 う蝕活動性

©医歯薬出版

1 う蝕活動性とは

- 「今後新たなう蝕が発生しやすいか」と「現在あるう蝕が進行しやすいか」の両方の意味をもつ.
- 現在では [¹　　　　　　　　] ということが多い.

2 う蝕活動性試験

- う蝕活動性を評価するための試験.
- う蝕発生の三要因のうち, [²　　　　　　　　] と [³　　　　　　　　　　] について調べるものがある
  (**表9, 10**). また現在, 簡便なう蝕リスク検査のキットが数多く市販されている.

3 う蝕リスク評価の利用法

う蝕リスク評価の結果は以下のように利用される.

①[⁴　　　　　　　　], [⁵　　　　　　　　　] の方針の決定

費用対効果の高い予防・治療的介入を行うための資料とする.

②保健教育における [⁶　　　　　　　] の強化

客観的評価結果を呈示することにより, 患者の予防や治療へのモチベーション強化につながる.

③[⁷　　　　　　] の推定

治療や予防処置の効果を推定できるため, [⁸　　　　　　　] の決定に役立つ.

表9　宿主と歯の要因を調べるう蝕活動性試験（「保健生態学」p.151 参照）

試験法	検体	特徴
唾液分泌量測定テスト	唾液	一定時間に分泌される唾液の流出量を測定する．流出量が少なければう蝕活動性は [9 　　　] と判定する．
グルコースクリアランステスト	唾液	グルコース溶液で洗口後，口腔からのグルコースがなくなるまでの時間を測定する． 時間が長いほど [10 　　　] が低く，う蝕活動性が [11 　　　] と判定する．
Dreizen テスト	唾液	唾液の緩衝能を乳酸的定量で評価する．滴定に要した乳酸量が [12 　　　] ほど唾液の緩衝能が [13 　　　]，う蝕活動性は [14 　　　] と判定する．
エナメルバイオプシー	微量表層エナメル質	酸による溶解または切削により，微量なエナメル質を採取し，その組成からう蝕活動性を評価する．侵襲性がある方法なので現在はほとんど行われていない．

表10　微生物要因を調べるう蝕活動性試験（「保健生態学」p.151 参照）

試験法	検体	特徴
Hadley テスト	唾液	唾液を培養して [15 　　　] 数を測定する．数が多いほどう蝕活動性が [16 　　　] と判定する．
S. mutans スクリーニングテスト	唾液	唾液を培養して [17 　　　] 数を測定する．数が多いほどう蝕活動性が [18 　　　] と判定する．
Snyder テスト	唾液	唾液中の細菌の [19 　　　] を pH 指示薬の色調変化で評価する． [20 　　　] が [21 　　　] ほどう蝕活動性が [22 　　　] と判定する．
Wach テスト	唾液	唾液中の細菌の [23 　　　] を NaOH 滴定で評価する．NaOH の滴定量が多いほど酸の産生量が多く，う蝕活動性が [24 　　　] と判定する．
Swab テスト	プラーク	プラーク細菌の [25 　　　] を pH 指示薬の色調変化で評価する． [26 　　　] が [27 　　　] ほどう蝕活動性が [28 　　　] と判定する．
Fosidick テスト	唾液	唾液にエナメル質粉末と糖を加えて培養し，溶けたエナメル質の量を測定する．エナメル質が多く溶けるほどう蝕活動性が [29 　　　] と判定する．

7 う蝕の予防法

1 う蝕予防の3相5段 (表11)

表11 う蝕予防の3相5段 (「保健生態学」p.152 参照)

予防の3相	第一次予防		第二次予防		第三次予防
予防の5段階	健康増進	特異的予防	早期発見・即時処置	機能喪失阻止	リハビリテーション
具体的内容	[¹　　　　　　　] [²　　　　　　　] など	[³　　　　　　　] [⁴　　　　　　　] 代用甘味料の使用など	[⁵　　　　　　　] [⁶　　　　　　　] 塗布など	歯科保存治療など	補綴治療 [⁷　　　] 訓練 など

2 う蝕の発生要因別予防方法

1) 宿主・歯の要因に対する予防法

• 歯の形成期の [⁸　　　　　　] の保持

• [⁹　　　　　　　]

• [¹⁰　　　　　　　]

2) 微生物要因に対する予防法

• [¹¹　　　　　　　　　　　　]

• かかりつけ歯科医院での定期的な [¹²　　　　　　]

• [¹³　　　　　　　] の養育者から子への [¹⁴　　　　　] 防止

　養育者のう蝕治療，口腔清掃状態の改善，ミュータンスレンサ球菌の除菌

3) 食餌要因に対する予防法

• 健全な食生活の確立

• [¹⁵　　　　　　] の摂取制限

• 代用甘味料の使用

　わが国で使用されている代表的な代用甘味料は**表12**の通り．

表12 日本で使用されている代表的な代用甘味料

糖質	[16]，イソマルトオリゴ糖，異性化糖など
糖アルコール	[17]，[18]，[19]，エリスリトールなど
非糖質系甘味料	配糖体：ステビオサイド，グリチルリチン 化学合成物：[20]，[21]，アセスルファムKなど [22]はアミノ酸でできていることからアミノ酸系甘味料ともよばれる．

I編　保健生態学─衛生学・口腔衛生学・公衆衛生学─

8 フッ化物の基礎知識

© 医歯薬出版

1 フッ化物とは

- 元素としてのフッ素：原子番号 [¹　　　　]，原子量 [²　　　　　]，元素記号 [³　　　　]
  元素以外のイオンや化合物の状態は [⁴　　　　　　] とよぶ.
- フッ素は人体にとっては [⁵　　　　　　] 元素である.
- 環境中では [⁶　　　　] に多く含まれ 700 ppm 程度，水では [⁷　　　　] に 1,300 ppb 程度
  と多く含まれており，雨水にはほとんど含まれない.

2 フッ化物の代謝

- 吸収されたフッ化物は [⁸　　　　　　] で吸収され，血中に移行後 10％程度が主に [⁹　　　　]
  に沈着し，90％以上は [¹⁰　　　　] 以内に尿中に排泄される (**図9**).
- 血液中のフッ化物はアルブミンなどと結合した結合型と，イオンの状態の遊離型のどちらかで存在している. 毒性などの生物活性があるのは [¹¹　　　　] 型のほうで，通常の血液中の濃度は
  [¹²　　　　　] ppm と考えられている.
- 排泄されずに沈着するフッ化物は成人で約 [¹³　　　　] ％，小児では [¹⁴　　　　] ％.

© 医歯薬出版

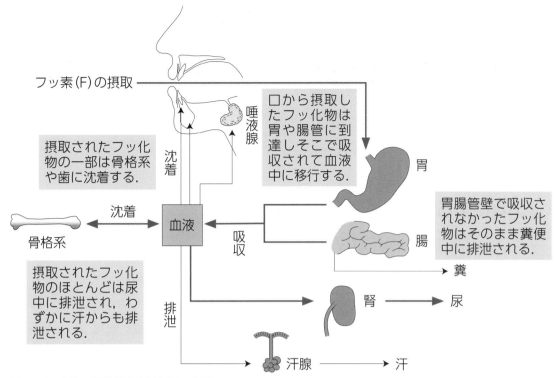

フッ素（F）の摂取

摂取されたフッ化物の一部は骨格系や歯に沈着する.

口から摂取したフッ化物は胃や腸管に到達しそこで吸収されて血液中に移行する.

唾液腺

沈着

血液

沈着

骨格系

吸収

胃腸管壁で吸収されなかったフッ化物はそのまま糞便中に排泄される.

腸

糞

摂取されたフッ化物のほとんどは尿中に排泄され，わずかに汗からも排泄される.

排泄

腎　　尿

汗腺　　　汗

図9　フッ化物の代謝（「保健生態学」p.162）

3 フッ化物の毒性

1) フッ化物の急性毒性

- 急性中毒発現量：体重 1 kg あたりフッ化物 (F) として約 [15　　　　　] mg.
- 致死量：体重 1 kg あたりフッ化物 (F) として約 [16　　　　　] mg.
- 急性中毒症状：[17　　　　　]，[18　　　　　]. 重度になるとけいれん，呼吸困難などが生じる.
- 対処法：急性中毒への対処の原則は [19　　　　　] 投与 (牛乳を飲ませる，カルシウム製剤の内服，グルコン酸カルシウムの静注など).

2) フッ化物の慢性毒性

(1) 歯のフッ素症 ([20　　　　　])

- 原因：[21　　　　] 中の高濃度（1～2 ppm 以上）のフッ化物イオンによる [22　　　　　] 不全
- 症状：歯面の [23　　　　　]，水平な縞文様が左右対称に出現. 重度になると [24　　　　　] を伴う.
- 疫学的特徴：[25　　　　] 性に出現する. 歯のフッ素症の者は [26　　　　　] 率が低い.
- Dean の分類：歯単位で正常，疑問，ごく軽度，軽度，中等度，重度の 6 段階に分類する. そのうち左右対称に出現している最重度の症状を個人のスコアとして（正常 0，疑問 0.5，ごく軽度 1，軽度 2，中等度 3，重度 4），集団の平均値を算出したものを [27　　　　　; 28　　　　　] という疫学指標に用いる.

(2) 骨硬化症

- 原因：[29　　　　] 中の高濃度（8 ppm 以上）のフッ化物イオンによる [30　　　　　].
- 症状：骨の石灰化程度の亢進，重度になると [31　　　　　] が現れる.

9 フッ化物によるう蝕予防

1 フッ化物によるう蝕予防法の種類 (表13)

- フッ化物によるう蝕予防法は [¹   ] 応用と [²   ] 応用に大別される.
- [³   ] 応用は飲食物によるフッ化物の摂取量を多くして, 血流によって [⁴   ] 期の歯にフッ化物を供給しようとする方法.
- [⁵   ] 応用は口腔内環境の中で, [⁶   ] 後のエナメル質に直接フッ化物を供給する方法.
- 全身応用には [⁷   ], [⁸   ], [⁹   ] などがあるが, わが国では現在, 全身応用は用いられていない.
- 局所応用には [¹⁰   ], [¹¹   ], [¹²   ] などがあり, わが国でも一般に使用されている.

表13 フッ化物による全身応用および局所応用による主なう蝕予防法 (「保健生態学」p.168)

	方法	用いられるフッ化物	フッ化物イオン濃度
全身応用	水道水フロリデーション	ケイフッ化ナトリウム, フッ化ナトリウム, ケイフッ化アンモニウムなど	[¹³] ppmF
	食塩のフッ化物添加	フッ化ナトリウム；NaF	200～250 mg/kg
	フッ化物錠剤の内服	フッ化ナトリウム；NaF	0.5～1.0 mgF/日
局所応用	フッ化物歯面塗布法	フッ化ナトリウム；NaF [¹⁴]％フッ化ナトリウム溶液 [¹⁵ ：] 溶液・ゲル 第1法 第2法 フッ化第一スズ；SnF₂ [¹⁸]％フッ化第一スズ [¹⁹]％フッ化第一スズ	[¹⁶] ppmF 12,300 ppmF [¹⁷] ppmF 19,400 ppmF 9,700 ppmF
	フッ化物洗口法	フッ化ナトリウム；NaF [²⁰]％フッ化ナトリウム溶液 (毎日法) 0.055％フッ化ナトリウム溶液 (毎日法) [²²]％フッ化ナトリウム溶液 (毎日法) [²⁴]％フッ化ナトリウム溶液 (週1回法)	[²¹] ppmF 250 ppmF [²³] ppmF [²⁵] ppmF
	フッ化物配合歯磨剤	フッ化ナトリウム；NaF [²⁶]；Na₂PO₃F フッ化第一スズ；SnF₂	1,500 ppmF 1,500 ppmF 1,000 ppmF

② 全身応用法

1）水道水フロリデーション

- 水道水フロリデーションの [27　　　　　　] 濃度は地域によって異なる.
- 水道水のフッ化物 [28　　　　　　] 濃度を決定するためには，食品からのフッ化物摂取量，[29　　　　　　]，[30　　　　　　] などを考慮する.

2）食品へのフッ化物添加

フッ化物添加 [31　　　　　　]，フッ化物添加 [32　　　　　　]，フッ化物添加加工飲料水などが諸外国では市販されている.

3）フッ化物錠剤

WHO はう蝕リスクを有する者については 3 歳から 0.5 mgF/日の服用を推奨している.

③ 局所応用法

1）フッ化物歯面塗布法

- 高濃度のフッ化物を使用するため，歯科医師や歯科衛生士による [33　　　　　　] ケアとして行われる.
- 専門家が必要なため，公衆衛生的効率が [34　　　　] い.
- 乳歯が萌出してくる [35　　　　] 歳頃から第二大臼歯の萌出が終わる [36　　　　] 歳頃まで，継続的に行うと効果的である. 最近では高齢者の [37　　　　　　] 予防のためにも実施される.
- 使用する溶液・ゲルの種類によって，塗布する頻度が異なる.

2％フッ化ナトリウム溶液：週に [38　　　] 回の間隔で連続 [39　　　　] 回を塗布 1 単位として年 [40　　　] 単位

リン酸酸性フッ化ナトリウム溶液・ゲル：年 [41　　　　] 回

フッ化第一スズ溶液：年 [42　　　] 回

- フッ化第一スズは [43　　　　] なので，調製後すぐに使用する. 粘膜の白斑，歯の [44　　　　] を生じることがある.
- リン酸酸性フッ化ナトリウムは第 1 法と第 2 法があり，現在用いられているのは第 [45　　　] 法.
- リン酸酸性フッ化ナトリウム第 [46　　　] 法は 2％フッ化ナトリウムに [47　　　　] を加えて pH を [48　　　] 程度に低下させたもの.
- 塗布の術式には [49　　　　　] 法，[50　　　　　] 法，[51　　　　　] 法があり，[52　　　　　] 法が最も一般的.

2）フッ化物洗口法

- 家庭での [53　　　　] ケア，学校などでの [54　　　　　] ケアとして行われる.
- 専門家が関わる部分が小さいため，公衆衛生的効率が歯面塗布法に比べて [55　　　] い.
- [56　　　] 歳〜14 歳くらいまでの期間，継続的に実施すると効果が高い. 洗口が困難な [57　　　] 歳未満では行わない. [58　　　　　] に対しても効果がある.
- 洗口は [59　　　　] の防止のため，[60　　　　　] を向いた状態で行うよう指導する.

I 編　保健生態学 — 衛生学・口腔衛生学・公衆衛生学 —

- フッ化物洗口法に用いるフッ化ナトリウムは医薬品，医療機器等の品質，有効性及び安全性の確保等に関する法律上の [61   ] であり，市販薬と処方薬がある.

3）フッ化物配合歯磨剤

- 現在のわが国の市場占有率は [62   ] ％以上.
- 配合されているフッ化物は主に [63   ] と [64   ]．輸入品ではフッ化第一スズ配合のものがある.
- 配合濃度は医薬品，医療機器等の品質，有効性及び安全性の確保等に関する法律で，フッ化物イオン濃度として [65   ] ppm を上限とされている.

4 フッ化物のう蝕予防メカニズム

フッ化物の抗う蝕作用には以下のメカニズムがある（**図10**）.

①ヒドロキシアパタイトの [66   ] の改善

②[67   ] の生成

③初期う蝕病巣の [68   ] の促進

④プラーク細菌の [69   ] の抑制（解糖系酵素の阻害）

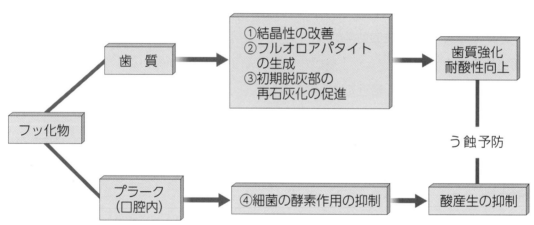

図10　**フッ化物のう蝕予防メカニズム**（「保健生態学」p.184）

演習問題10 考えてみよう

歯の形成期に生じるう蝕予防効果のメカニズムは図12の①〜④のどれだろう.

[70【考えてみたかな？】]

10 歯周疾患の症状と分類

1 健康な歯周組織の構造

歯周組織は [¹   ]，[²   ]，[³   ]，
[⁴   ] の４つの部位からなる (**図11**).

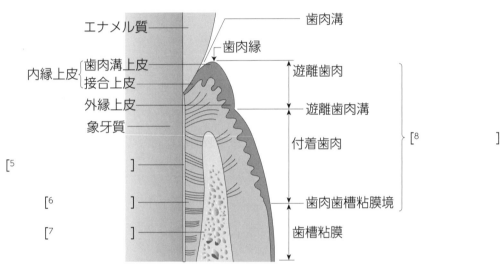

図中のラベル：
- エナメル質
- 歯肉溝
- 歯肉縁
- 内縁上皮 ┌歯肉溝上皮 └接合上皮
- 外縁上皮
- 象牙質
- 遊離歯肉
- 遊離歯肉溝
- 付着歯肉
- 歯肉歯槽粘膜境
- 歯槽粘膜
- [⁵   ]
- [⁶   ]
- [⁷   ]
- [⁸   ]

図11　健康な歯周組織の構造 (「保健生態学」p.187)

2 歯周組織の炎症の広がり

- プラークが蓄積し，歯肉溝内に細菌やその産生物が入り込むと生体の [⁹   ] 機構が働き，[¹⁰   ] が惹起され，好中球が歯肉溝内へ遊走する (**図12A**).

- 炎症により末梢血管の透過性が更新し，歯肉が発赤・腫脹して [¹¹   ] を形成する．炎症が激しくなると歯肉溝滲出液とそれに含まれる白血球 (好中球，単球，リンパ球など炎症性細胞の総称) が増加する (**図12B, C**).**図12C** までの状態では炎症の広がりは歯肉にとどまっており，この状態を [¹²   ] とよぶ.

- さらに炎症が続き，歯肉の深部にまで炎症が及ぶと [¹³   ] や [¹⁴   ] が破壊され，[¹⁵   ] が形成される．このような状態を [¹⁶   ] とよぶ (**図12D**).

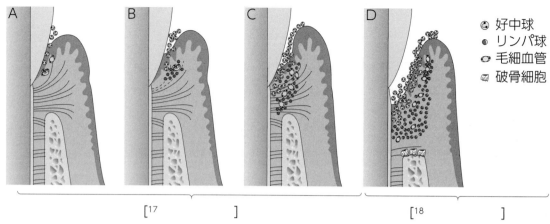

図12　歯肉の炎症の過程と広がり（「保健生態学」p.187）

凡例：
- 好中球
- リンパ球
- 毛細血管
- 破骨細胞

3 歯周組織の検査

1）歯周組織の検査では以下の項目を評価する

- プロービングデプス：歯周プローブ挿入時の（プローブ先端；[19　　　　　　]）から [20　　　　　　] までの距離.

- アタッチメントレベル：歯周プローブ挿入時の（プローブ先端；[21　　　　　　]）から [22　　　　　　] までの距離.

- 歯周病の進行や歯周治療により，アタッチメントレベルが増加した場合を [23　　　　　　]，減少した場合を [24　　　　　　] といい，歯周疾患の進行や改善による歯周組織の変化を示す評価項目である.

- プロービング時の [25　　　　　　]

- [26　　　　　　] の付着

- 歯根面の [27　　　　　　]

2) プローブの位置と歯周組織検査項目（図13）

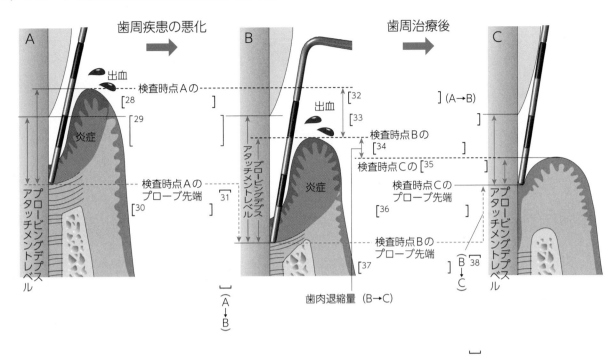

図13　プローブの位置と歯周組織検査項目の関係（「保健生態学」p.188参照）

- [39　　　　　　　　　] の位置は解剖学的ものなので検査時点 A，B，C で変わらない．
- [40　　　　　　] と [41　　　　　　] の位置は歯周組織の状態によって変化する．
- 検査時点 A と歯周疾患が進行した検査時点 B では，B のほうがアタッチメントレベルが大きい．
- 時点 A から時点 B のアタッチメントロス＝ [42　　　　　　　　] － [43　　　　　　　　]
- 検査時点 B と歯周治療後の検査時点 C では C のほうがアタッチメントレベルが小さい．
- 時点 B から時点 C のアタッチメントゲイン＝ [44　　　　　　　　] － [45　　　　　　　　]

4 歯周疾患の分類

　歯周疾患の分類法は，部位による分類（[46　　　　　　] と [47　　　　　　]），病因による分類（[48　　　　　　] と [49　　　　　　]），病態による分類（[50　　　　　　] と [51　　　　　　]）などがあり，これらを組み合わせて診断名をつける．歯周疾患の多くは [52　　　　　　　　] の [53　　　　　　　　] である．

I編　保健生態学 — 衛生学・口腔衛生学・公衆衛生学 —

11 歯周疾患の発症機序

© 医歯薬出版

1 歯周疾患の病原因子

1）局所的因子

- プラーク細菌
- プラーク付着促進因子：[1　　　　　　　　　]，[2　　　　　　　　　　]，[3　　　　　　　　　]
- 歯の形態：[4　　　　　　　　　] の存在，[5　　　　　　　　]，[6　　　　　　　　]，
  [7　　　　　　　　　] など

2）免疫応答に関する因子

[8　　　　　　]，[9　　　　　　]，[10　　　　　　　]，[11　　　　　　] など

その他，遺伝的要因，全般的生活習慣も大きく影響する．

2 プラーク細菌

- プラークが蓄積すると，健康な歯肉に炎症が生じることが実験的に知られている（**図14**）．
- 慢性歯周病と関連の強い細菌は [12　　　　　　　　　]，[13　　　　　　　　　]，[14　　　　　　　　　] である．[15　　　　　　　]，[16　　　　　　　] はグラム陰性偏性嫌気性菌で，タンパク質分解酵素をもち歯周組織を破壊する．その代謝産物である硫化水素も歯周組織に対する毒性をもつ．さらに，菌体成分自体に [17　　　　　　] いう炎症を引き起こす物質を含んでいる．[18　　　　　　　] はスピロヘータの一種で，やはり歯周組織破壊に関与する毒素を有する．
- 急速に進行する侵襲性歯周炎と関連の強い細菌は [19　　　　　　] で，白血球毒 (ロイコトキシン) を産生することが知られている．

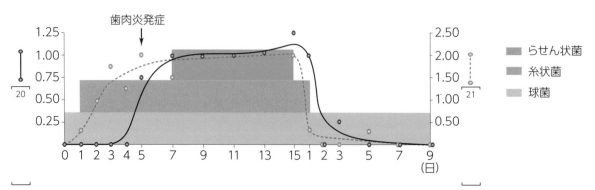

図14 **実験的な歯肉炎の発症**（「保健生態学」p.190）

© 医歯薬出版

1) レッドコンプレックス (red complex)

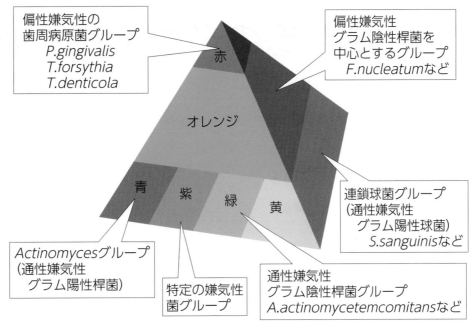

偏性嫌気性の
歯周病原菌グループ
P.gingivalis
T.forsythia
T.denticola

偏性嫌気性
グラム陰性桿菌を
中心とするグループ
*F.nucleatum*など

赤

オレンジ

青　紫　緑　黄

連鎖球菌グループ
(通性嫌気性
グラム陽性球菌)
*S.sanguinis*など

*Actinomyces*グループ
(通性嫌気性
グラム陽性桿菌)

特定の嫌気性
菌グループ

通性嫌気性
グラム陰性桿菌グループ
*A.actinomycetemcomitans*など

図15　歯肉縁下プラークの細菌構成（「保健生態学」p.191）

- 歯肉縁下プラークの細菌構成を歯周病への関与の強さによって分類してピラミッドに例えた図. 細菌のグループを色分けして分類している (**図15**).

- まずピラミッド底部 (黄, 紫, 緑, 黄) の細菌グループが [22　　　　　] 表面に定着・増殖し, 時間の経過とともに, オレンジや赤のグループの細菌が増殖する. ピラミッドの頂点 (赤色の部分) に属する細菌群は [23　　　　　　　] とよばれ, 最も [24　　　　　　] との関連の強い細菌として知られている.

- また, 赤グループの細菌はオレンジグループの細菌がいないと定着できず後 (晩) 期定着菌とよばれている. オレンジグループも底部の早期定着菌がいないと定着できないため, オレンジグループを出現させない程度にプラークを成熟させないでいることが歯周病予防には重要と考えられている. オレンジグループの代表的な細菌は [25　　　　　　] である.

12 歯周疾患の予防手段と処置

1 歯周疾患予防の3相5段（表14）

表14 歯周疾患予防の3相5段（「保健生態学」p.194 参照）

予防の3相	第一次予防			第二次予防		第三次予防
予防の5段階	健康増進	特異的予防		早期発見・即時処置	機能喪失阻止	
具体的内容	[1 　　　] 口腔清掃 良好な生活習慣 適切な [2 　　] 適度な [3 　　] [4 　　　]	[5 　　] [6 　　] [7 　　] [8 　　] の使用など		[9 　　　] の受診 初期歯周疾患の [10 　　] 治療 [11 　　　] の修正 [12 　　　] など	歯周外科処置など	[13 　　　　] など

2 歯周疾患の予防法

1）付着細菌の除去

　セルフケア，プロフェッショナルケア，コミュニティケアを組み合わせて行うと効果的（表15）.

表15 付着細菌の除去方法（「保健生態学」p.195 参照）

	方法	除去対象	使用器具
セルフケア	自分で行う口腔清掃	プラーク	歯ブラシ，清掃補助器具
プロフェッショナルケア	[14 　　　　]	プラーク	歯ブラシ，清掃補助器具
	[15 　　　　]	プラーク	殺菌剤，個人トレー
	[16 　　　]（機械的清掃）	プラーク	専門的清掃機器
	[17 　　　　]	歯石	手用・超音波・エアスケーラー
	[18 　　　　]	[19 　　　] や [20 　　　]	手用スケーラー
コミュニティヘルスケア	[21 　　　　] 歯磨きボランティア	プラーク	歯ブラシ，清掃補助器具

2) プラーク付着促進因子の除去

- 歯石除去

- 不良修復物の修正

- エナメル突起，エナメル滴の削除

- 矯正治療

3) 局所物理的要因の除去

- [22   ]

- [23   ] への対処

4) 健康増進

- [24   ] の緩和

- 健全な生活習慣：[25   ]，適切な [26   ]，[27   ]

- 矯正治療

13 口腔粘膜疾患

1 口内炎

1) 病態による分類

[¹　　　　　] 性口内炎，カタル性口内炎，びらん性口内炎，潰瘍性口内炎，[²　　　　　] 性口内炎がある.

[³　　　　　] 性口内炎が最も多く，[⁴　　　　　] 性口内炎は口腔カンジダが原因.

2) 部位による分類

歯肉炎，舌炎，口唇炎，口角炎など

3) 原因

細菌，ウイルス，真菌（カンジダ）などの [⁵　　　　　].

アレルギー，がんの [⁶　　　　　]・[⁷　　　　　]〈抗がん剤〉療法の副作用.

不適合補綴装置などによる [⁸　　　　　] 的刺激.

4) 予防

口腔内の清潔維持，バランスのよい食生活，ストレスを避けるなど.

2 口腔癌

- 組織学的には [⁹　　　　　] が最も多く，約 [¹⁰　　　　　] ％を占める.
- 発生率は [¹¹　　　　　] と共に増加する傾向にある.
- 主なリスクファクターは [¹²　　　　　] と [¹³　　　　　] 摂取.
  インドなどでは [¹⁴　　　　　] との関連性が報告されている.
- 予防：[¹⁵　　　　　] と，過度の [¹⁶　　　　　] を避ける.

3 口腔前癌病変（口腔潜在的悪性疾患）

2017年改訂のWHO頭頸部腫瘍分類（第4版）で，従来の口腔前癌病変（白板症など）と口腔前癌状態（口腔扁平苔癬など）の概念が統合されて改称された分類.

1）白板症

白色，板状を呈する口腔粘膜の角化性病変であり，通常擦っても容易に [17　　　　　　] しない白斑として認められる. 補綴物による [18　　　　　　], [19　　　　　　], [20　　　　　　] などが誘因として考えられている. 明らかな原因は不明で，癌化率は3〜16％という報告がある.

2）口腔扁平苔癬

主に頬粘膜に発症する慢性の炎症性角化症. 多くの場合，線状ないし [21　　　　　　] 状の白色病変と [22　　　　　　] などの炎症性所見の混在した状態として，しばしば [23　　　　　　] 性に認められる.

他にも紅板症，口腔粘膜下線維症，慢性カンジダ症など12の疾患が口腔潜在的悪性疾患に分類される（WHO, 2017年）.

I編　保健生態学 — 衛生学・口腔衛生学・公衆衛生学 —

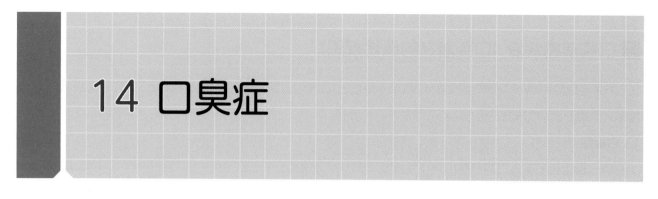

14 口臭症

1 口臭症の分類（国際口臭症分類）

口臭症の分類は 1998 年に提唱された国際口臭症分類が広く用いられている（**表16**）.

表16 国際口臭症分類

分類	状態	TN（トリートメントニーズ）
1. 真性口臭症 　a [¹　　　　　] 的口臭 　b [²　　　　　] 的口臭 　　1) [³　　　　　] 由来 　　2) [⁴　　　　　] 由来	明らかな口臭が認められるもの 器質的原因がないもの 口腔内の器質的原因によるもの 消化器疾患などに由来するもの	1. 説明と口腔清掃指導 2. PMTC，歯科治療 3. 医科への紹介
2. [⁵　　　　　] 口臭症	明らかな口臭は認められず，検査結果などの説明により訴えの改善が期待できるもの	4. カウンセリング，指導，教育
3. [⁶　　　　　] 症	真性口臭症，仮性口臭症に対する治療では訴えの改善が期待できないもの	5. 精神科，心療内科への紹介

2 口臭の原因

- 口臭の主な原因物質は [⁷　　　　　　　　　] 化合物.
- 口臭成分の [⁸　　　　　　　] 化合物には [⁹　　　　　], [¹⁰　　　　　　　　],
  [¹¹　　　　　　　] がある.
- 糖尿病の者では [¹²　　　　　] による甘い口臭が生じる.
- [¹³　　　　　　　] 化合物は口腔細菌によって，食物残渣，唾液，剝離上皮などのタンパク質が分解されて [¹⁴　　　　　　　　] になり，それがさらに分解されて産生される.
- 口臭が強くなる要因：
  [¹⁵　　　　　　] の付着，口の [¹⁶　　　　　　], [¹⁷　　　　　　　] など.

3 口臭の予防

- 一般的口腔清掃
- [18　　　　　] の除去
- [19　　　　　] の治療
- 口腔内の [20　　　　　]
- [21　　　　　] 洗口剤の使用　など

15 その他の疾患・異常

1 不正咬合

1）要因

[¹   ] 的要因：歯の大きさ，数，位置の異常など

[²   ] 的要因：う蝕，歯周疾患，乳歯晩期残存・早期喪失，不良習癖など

2）予防

主に [³   ] 的要因が対象：う蝕予防，歯周疾患の治療，[⁴   ] など

2 顎関節症

1）症状

顎関節や咀嚼筋の [⁵   ]，[⁶   ]，[⁷   ] 障害などの機能障害

2）疫学的特徴

20 歳代の [⁸   ] に多い．

3）要因

[⁹   ] の異常・不安定，頭部・顔面の [¹⁰   ]，不良 [¹¹   ]，

[¹²   ] など

3 歯の形成不全（エナメル質形成不全）

歯質の形成異常はエナメル質に最も多く起こる．

1）要因

(1) 遺伝的要因

エナメル質形成に関わる遺伝子の変異を原因とするもの．症状は全顎の歯に現れる．

(2) 遺伝が関与しない要因

• 全身的要因：歯の形成期の [¹³   ] 過剰摂取；[¹⁴   ]，

[¹⁵   ] 障害，[¹⁶   ] 疾患など

• 局所的要因：乳歯の [¹⁷   ]，乳歯の [¹⁸   ] などによる後継永久歯胚の感染

2）予防

飲料水中 [¹⁹   ] 濃度の適正化，乳歯の [²⁰   ] など

4 口腔乾燥

1) 要因

①全身疾患：[21   ] 疾患，[22   ]，[23   ]，

[24   ] など

②神経性：[25   ]，抑うつ，[26   ] 神経の障害など

③薬物：[27   ] 薬，[28   ] 薬，[29   ] 薬，

[30   ] 薬など

④不良習癖：[31   ]

2) 予防

- 健康的な生活習慣，[32   ] の是正
- 高齢者や唾液腺障害がある者については人口唾液や [33   ] の使用など

歯・口腔の健康と予防に関わる
人間と社会の仕組み 1

保健生態学

3章 公衆衛生学
健康に関わる地域の役割

1. 地域保健
2. 地域保健行政の組織
3. 地域保健の新しい概念
4. 地域保健活動の進め方
5. 母子保健
6. 学校保健
7. 成人保健
8. 産業保健
9. 高齢者保健
10. 災害時の歯科保健
11. 国際保健

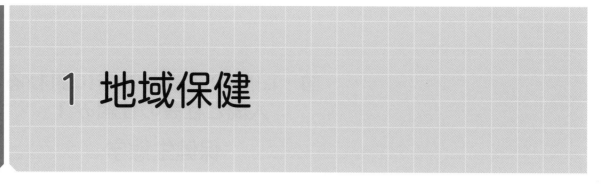

1 地域保健

1 地域保健とは

　人々の暮らしの基盤である [¹　　　　　　　] や学校や職場などの [²　　　　　　　] を基本単位として，そこに属する人々の健康の保持増進を支えるための活動.

2 地域保健の対象

- ライフステージによる対象の分類：[³　　　　　　] 保健，[⁴　　　　　　] 保健，[⁵　　　　　　] 保健，[⁶　　　　　　] 保健に大別される (**表 1**).
- その他の分類として，こころの健康の保持を目的とした [⁷　　　　　　] 保健，大規模災害被災地域を対象とした [⁸　　　　　　] 保健医療対策，世界規模での保健医療問題を対象とする国際保健などがある.

表1　ライフステージによる地域保健の対象と法規，関係機関 (「保健生態学」p.218 参照)

分類	対象	主な法規*	関係機関
母子保健	妊産婦 乳幼児	母子保健法	厚生労働省 都道府県 市町村
学校保健	児童 (小学校) 生徒 (中学校) 学生 (大学など)	学校保健安全法	[⁹　　　] 省 都道府県 市町村教育委員会
産業保健	労働者	労働安全衛生法	厚生労働省 都道府県労働局 労働基準監督署
成人・高齢者保健	成人～高齢者	高齢者医療確保法 介護保険法	厚生労働省 都道府県 市町村

*すべてのライフステージを通じて [¹⁰　　　　　] 法と [¹¹　　　　　] 法が関与する.

演習問題 11　この家族は，それぞれどんな健診を，どんな法律に基づいて受けるか考えてみよう.

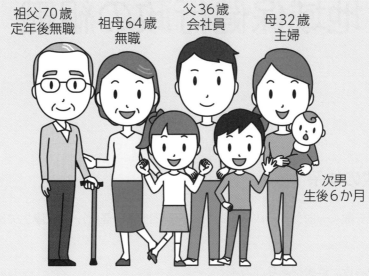

祖父70歳
定年後無職

祖母64歳
無職

父36歳
会社員

母32歳
主婦

次男
生後6か月

長女10歳
小学4年生

長男11歳
小学5年生

	健診	法律
祖父*	[12]	[13]
祖母*		
父	[14]	[15]
母**	[16]	[17]
長男	[18]	[19]
長女		
次男**	[20]	[21]

*祖父と祖母が受ける健診はこれ以外に [22] 法による市町村の [23] 事業としての [24] 検診や女性のみを対象とした [25] 検診などがあります. これらは節目健診として40歳以降，5歳ごとの節目の年に行われます. ですから，70歳の祖父は今年 [26] 検診を受ける年にあたります. また，市町村の努力義務とされているので，[27] のように必ず受けるわけではありません.

**母と次男が受ける健診は法律により市町村が「必要に応じて」行うものなので，必ず受けるわけではありません.

2 地域保健行政の組織

1 地域保健行政の体系

　学校保健，産業保健を除く一般保健行政は市町村，都道府県（保健所），国（厚生労働省）によって組織されている．

- 市町村の役割：健康診査，健康相談などの [¹　　　　　　　　　].

　　　　　　　　　　[²　　　　　　　　] の設置．

　　　　　　　　　　政令指定都市，中核市などでは（保健所）の設置．

- 都道府県の役割：市町村への [³　　　　　　] 的・[⁴　　　　　　] 的支援，[⁵　　　　　　] の支援．

　　　　　　　　　市町村相互間の [⁶　　　　　　　　]，[⁷　　　　　　　] の設置．

- 国（厚生労働省）の役割：地域保健対策の円滑な実施と総合的な推進を図るための [⁸　　　　　　　　　　]

　の策定．

2 保健所と市町村保健センター

1）保健所

(1) 設置基準

[9　　　　　　　　　　　]，人口概ね50万人以上の [10　　　　　　　　　　]，人口概ね30万人以上の [11　　　　　　]，東京23区の [12　　　　　　　] および地域保健法の政令で定める市が設置する．

(2) 設置状況

[13　　　　　　　　　] 立の保健所が最も多く，354か所．その他の保健所は116か所で，合計470か所（令和2年現在）．都道府県立の保健所は都道府県内の複数の市町村からなる保健所所管区域（保健所管区）ごとに設置されている．また，人口規模の大きな政令市（人口概ね50万人以上），中核市（人口概ね30万人以上）および特別区（東京23区）は都道府県から保健行政を委譲されているので，市立，区立の保健所を設置する（**図1**）．

(3) 業務

保健所管区内の公衆衛生の向上及び増進を図るために**表2**のような業務を行う．保健所の業務は [14　　　　　　　　　] 法で定められている．また，所管区域内の市町村の連絡調整や専門的技術支援なども行う（**表3**）．さらに近年，大規模災害時などの [15　　　　　　　　　　　] の拠点としての役割も重視されている．

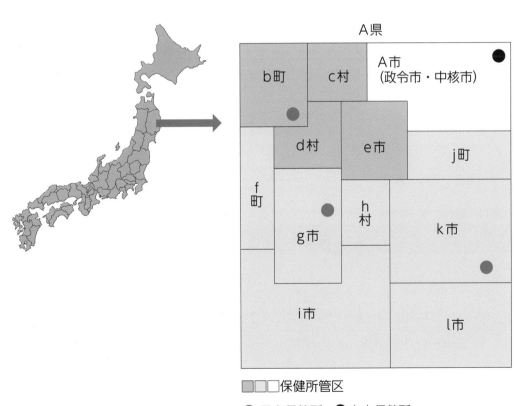

A県

A市（政令市・中核市）

b町　c村　d村　e市　j町　f町　g市　h村　k市　i市　l市

▢ 保健所管区
● 県立保健所　● 市立保健所

図1　保健所設置の例（A県の場合）

表2 保健所の業務（「保健生態学」p.224 参照）

保健所は次に掲げる事項につき，企画，調整，指導及びこれらに必要な事業を行う．
1 地域保健に関する思想の普及及び向上に関する事項
2 人口動態統計その他地域保健に係る [16   ] に関する事項
3 栄養の改善及び [17   ] に関する事項
4 住宅，水道，下水道，廃棄物の処理，清掃その他の [18   ] に関する事項
5 [19   ] 及び [20   ] に関する事項
6 保健師に関する事項
7 公共医療事業の向上及び増進に関する事項
8 [21   ] 及び [22   ] ならびに [23   ] の保健に関する事項
9 [24   ] 保健に関する事項
10 [25   ] 保健に関する事項
11 治療法が確立していない疾病その他の特殊の疾病により長期に療養を必要とする者の保健に関する事項
12 エイズ，結核，性病，伝染病その他の疾病の予防に関する事項
13 衛生上の試験及び検査に関する事項
14 その他地域住民の健康の保持及び増進に関する事項

2）市町村保健センター

（1）設置状況

　地域保健法で保健所は都道府県などが "設置 [26   ]" としているのに対し，市町村保健センターは，市町村が "設置 [27   ]" としている．つまり保健所の設置は義務だが，市町村保健センターは市町村の保健事業のために必要に応じて設置する施設である．

（2）業務

　保健所が都道府県などの [28   ] なのに対し，市町村保健センターは市町村民に対して [29   ]，[30   ]，[31   ] などの [32   ] サービスを行う施設である（**表3**）．

表3 保健所と市町村保健センターの比較（「保健生態学」p.225）

	保健所		市町村保健センター
根拠法	地域保健法		
設置主体	[33]，[34]， [35]，[36]		市町村
設置状況	468か所（2022年4月現在）		2,432か所（2022年4月現在）
役割	保健行政機関		保健サービスを提供する施設
所長，センター長	原則として医師の所長を置く		センター長に関する規定なし
主な業務	表1に示す事項のほか， [37] 的業務，[38] の連絡調整 [39]，[40] 業務 市町村への [41]		対人保健サービス [42] [43] [44] など

これらの役割は歯科保健についても同様

3 地域保健の新しい概念

© 医歯薬出版

　急速な少子高齢化とそれに伴う [¹　　　　　　　　　　] の変化，さらにそれら以外の社会背景の変化によって，[²　　　　　　] 予防を中心とした公衆衛生の概念に加えて，[³　　　　　　　　　] 予防を中心とした地域保健の概念が重視されている．

1 ヘルスプロモーション

1) ヘルスプロモーションとは

- WHO が 1986 年に [⁴　　　　　　　　　] で提唱した保健対策の基本理念．
- 現在日本で死因の多くを占める悪性新生物，心疾患，脳血管疾患は [⁵　　　　　　] のない生活習慣病なので，生活習慣の改善によるヘルスプロモーションでそれらを予防することが重視されている．
- ヘルスプロモーションの定義

　"人々が自らの健康を [⁶　　　　　　　　] し，改善できるようにする [⁷　　　　　　　　　] である"

2) ヘルスプロモーションの 5 つの活動方法

　①健康的な [⁸　　　　　　　　] づくり

　②健康を支援する [⁹　　　　　　] づくり

　③[¹⁰　　　　　　　] の強化

　④[¹¹　　　　　　　] の開発

　⑤ヘルスサービス（保健サービス事業）の [¹²　　　　　　　　]

© 医歯薬出版

演習問題12 下の図はヘルスプロモーションの概念としてよく用いられる図です．（ア）〜（エ）はヘルスプロモーションの5つの活動方法と対応しています．（ア）〜（エ）が5つの活動方法①〜④のどれにあたるか考えてみよう．

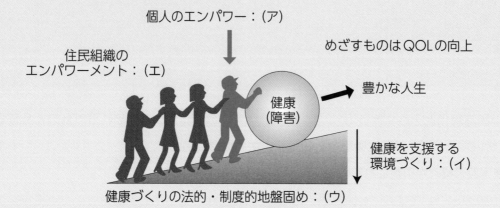

個人のエンパワー：（ア）

住民組織の
エンパワーメント：（エ）

めざすものはQOLの向上

健康
（障害）

豊かな人生

健康を支援する
環境づくり：（イ）

健康づくりの法的・制度的地盤固め：（ウ）

（ア）：[13   ]
（イ）：[14   ]
（ウ）：[15   ]
（エ）：[16   ]

　ちなみに　⑤ヘルスサービス（保健サービス事業）の方向転換とは，二次予防（病気の早期発見・早期治療）中心の保健サービスから，一次予防中心の保健サービスに転換を図ることを意味しています．

　また，図の中にある「エンパワーメント」という言葉は，健康教育論で使われる言葉で，知識を伝えるだけでなく，人々に健康問題を解決する力を与えることを意味します．

2 ソーシャルキャピタル

- キャピタルとは資本（健康づくりのための資源，元手）のこと．
- もともとは人手（人的資本）や資金・物資（金銭的・物的資本）を意味するが，人と人のつながりをはじめとする社会的な資本もあることが提唱され，[17   ] とよばれるようになった．

3 生活機能

1）生活機能とは

- 人が生きていくための機能全体．
- 特に高齢期や障害者において，組織・臓器的な異常や変化よりも生活機能の低下が問題となる．
- 健康日本21（第二次）においても，疾患を予防するだけでなく，社会生活を営むために必要な機能の維持・向上に関する目標を掲げている．

2)　国際生活機能分類

- WHOは1980年に，従来から存在した [18　　　　　　] の分類である国際疾病分類<ICD>に加えて，障害の分類である国際障害分類<ICIDH>を提唱した．

- その後，2001年に国際障害分類は [19　　　　　　] を重視した [20　　　　　　　　] に変更され，現在でも用いられている．

- 国際生活機能分類では，生活機能を [21　　　　　・　　　　　]，[22　　　　　]，[23　　　　　] の3つのレベルに分類し，さらに背景因子として [24　　　　　] 因子と [25　　　　　] 因子を加えた．これらレベルと因子は相互に影響し合って個人の生活機能を構成している（図2）.

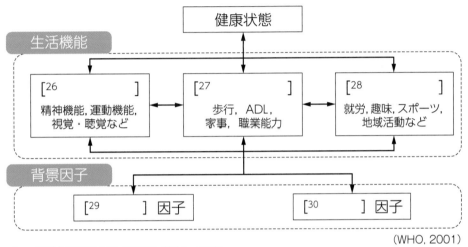

図2　**国際生活機能分類**（「保健生態学」p.232）

4　ノーマライゼーション

- ノーマライゼーション：障害などがあっても誰でもが健常者と同様の生活を送ることができるよう社会を構築する考え方．

- バリアフリー：障害者に対するバリアを取り除くこと．

- 障害者に対するバリアの種類

　①[31　　　　　] 的バリア：歩道の段差，道路上の障害物など

　②[32　　　　　] のバリア：障害を理由に資格が制限されることなど

　③[33　　　　　] のバリア：視覚・聴覚障害者への情報伝達の欠如

　④[34　　　　　] 的バリア：障害者に対する偏見，同情，過度の保護意識

4 地域保健活動の進め方

1 活動のプロセス

地域保健活動は以下のプロセスで行う.

①現状把握 → ②[¹　　　　　　] → ③[²　　　　　　]
→ ④[³　　　　　　] → ⑤活動の評価

1) 現状把握

[⁴　　　　　　], 既存資料, [⁵　　　　　] 調査結果などを把握する.

2) 問題分析

課題の [⁶　　　　　], 住民のニーズ, 活動の [⁷　　　　　], 優先順位などを分析する.

3) 計画の立案

[⁸　　　　], [⁹　　　　], 実施 [¹⁰　　　]・[¹¹　　　　], 実施主体, 内容などを検討する. また, 利用可能な人的・物的・金銭的資源などを考慮して, 科学的妥当性のある方法を採用する.

4) 活動の実施

実際に活動を実施する.

主な地域保健活動には知識の普及, 健康教育, 健康相談, 健康診断, 予防処置などがある.

5) 活動の評価

活動は 4 つの側面から評価する.

(1) アウトカム評価

活動の [¹²　　　　] が達成できたかの評価. 住民の [¹³　　　　] の減少や [¹⁴　　　　　] の変化を評価する.

(2) アウトプット評価

[¹⁵　　　　　] の評価. どのくらい保健活動を行ったか (健康教室を何回開催したかなど) を評価する.

(3) プロセス評価

活動の [¹⁶　　　　] の評価. 誰に対してどのように行ったのか (対象者の把握, 準備状況, 実施状況など) を評価する.

(4) ストラクチャー評価

活動の [¹⁷　　　　] の評価. 仕組みや体制 (人員体制, 施設が適切だったかなど) を評価する.

2 PDCA サイクル

活動を評価したら，計画や活動に [18   ] し，それらを随時見直し，改善する必要がある．そのため最近では地域保健活動の進め方に [19   ] の考え方が取り入れられるようになった（**図3**）．

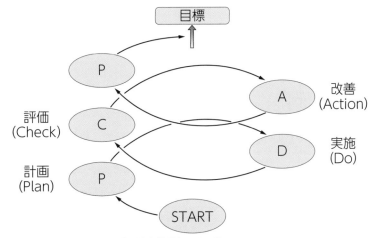

図3　PDCA サイクル（「保健生態学」p. 233）

3 ポピュレーションアプローチとハイリスクアプローチ

1）ポピュレーションアプローチ

対象集団 [20   ] のリスクを下げる介入方法．広く社会 [21   ] を対象とする場合もある．

- 具体的方法：広報活動，キャンペーン活動など
- 具体例：健康日本 21，歯の健康習慣など

2）ハイリスクアプローチ

病気の [22   ] に対して，リスクを低減しようとする介入方法．

- 具体的方法：健康診査などで [23   ] を選別して，専門家による指導や早期治療を行う．
- 具体例：特定健康診査後の [24   ] など

3）ポピュレーションアプローチとハイリスクアプローチの長所・短所

（1）ポピュレーションアプローチ

- 長所：働きかける人数が多く，うまくいけば [25   ] 的に非常に大きい効果が期待できる．
- 短所：社会全体への働きかけが必要であり，効果を [26   ] しにくい（本当に効果があったのかわかにくい）．

（2）ハイリスクアプローチ

- 長所：専門家の介入などにより明確で確実な [27   ] が期待できる．
- 短所：影響を及ぼす数が限られている（一部の人にしか効果がない）．

  注）ストラテジーとアプローチは「介入方法」という同じ意味に用いられている．

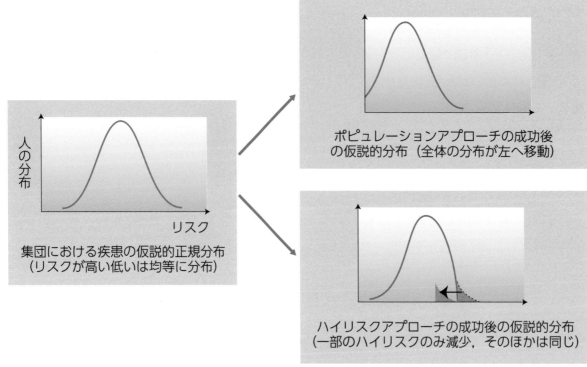

図4 ポピュレーションアプローチとハイリスクアプローチのそれぞれで期待される効果（「保健生態学」p. 221 参考）

演習問題 13 地域保健活動がどちらのアプローチにあたるか分類してみよう.

地域保健活動

1. 学校歯科健診でCOの者にフッ素塗布
2. 8020運動
3. お口の健康のためのポスター作成
4. 唾液検査で歯周病が疑われる人に歯みがき指導
5. 母親学級で子どもの歯のケアを説明
6. むし歯の多い子どもへの間食指導
7. 学年全体への歯科保健教育
8. 歯周病と全身の関係に関するリーフレット作成

ポピュレーションアプローチ
28

ハイリスクアプローチ
29

4 健康づくり対策と地域歯科保健関連法規

1) 健康日本21

- 平成12 (2000) 年から始まった第3次国民健康づくり対策.

- 平成25 (2013) 年からは健康日本21 (第二次) が展開されている.

- 健康日本21 (第二次) の基本目標は "[30　　　　　　　　　] の延伸" と "[31　　　　　　　　] の縮小".

- "[32　　　　　　　　]" はそれらを達成するための方法として (みんなの歯・口腔が健康になれば健康寿命が延びて, 健康格差も小さくなる) 位置づけられており, 5つの目標が設定されている (**図5**).

　①[33　　　　　　　　] の維持・向上

　②[34　　　　　　] 防止

　③[35　　　　　　　] の割合の減少

　④[36　　　　　　　] のない者の増加

　⑤過去1年間に [37　　　　　　　　] の割合の増加

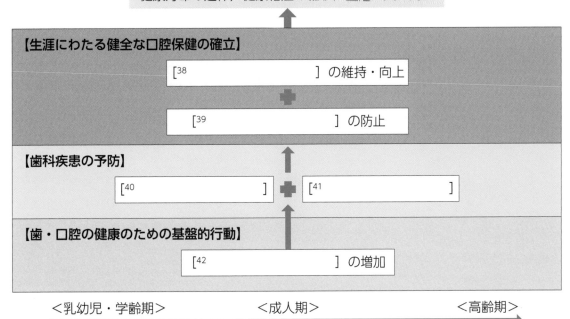

厚生科学審議会地域保健健康増進栄養部会　健康日本21 (第二次) の推進に関する参考資料
https://www.mhlw.go.jp/bunya/kenkou/dl/kenkounippon21_02.pdf
図5　健康日本21 (第二次) における「歯・口腔の健康」の目標設定の考え方

2) 健康増進法

健康日本21にある程度の法的根拠をもたせるために平成14（2002）年に制定された法律.

【健康増進法が規定する主な項目】

①国民の健康増進に関する国民，国，地方自治体，[43　　　　　　　　　　　　　　　　　　　　　　　]者の責務

②都道府県，市町村（努力義務）が[44　　　　　　　　]計画を定める義務

③厚生労働大臣による[45　　　　　　　　　　　　　　]の策定

④[46　　　　　　　　　　]調査の実施

⑤市町村の[47　　　　　　　　　　]など，都道府県の[48　　　　　　　　　　　　　　　]など
の実施*

⑥公的施設での[49　　　　　　　　　]の防止

⑦食品の[50　　　　　　　　]表示

⑧厚生労働大臣による[51　　　　　　　　　]基準の策定

*市町村は生活習慣相談などの保健指導のほか健康増進事業を実施することとされている．市町村の健康増進事業
としては政令で以下のものを行うことが定められている．

一　[52　　　　　　　　]検診

二　[53　　　　　　　　]検診

三　[54　　　　　　　　]検診

四　40歳以上74歳以下の者であって高齢者の医療の確保に関する法律の特定健康診査の対象とならな
い者等に対する健康診査

五　特定健康診査非対象者に対する保健指導

六　[55　　　　　　　　]検診

3）歯科口腔保健の推進に関する法律（歯科口腔保健法）

歯科口腔保健（歯科疾患の予防等による口腔の健康の保持）の推進のために平成23（2011）年に制定された法律.

【歯科口腔保健法が規定する主な項目】

①目的（第1条）：歯科口腔保健の推進に関する施策を総合的に推進することによって国民保健の向上に寄与すること

②基本理念（第2条）

- 国民の歯科疾患の [56   ] ならびに [57   ] の促進
- [58   ] に応じた適切かつ効果的な歯科口腔保健の推進
- 関連施策，関係者との有機的な [59   ] による総合的歯科口腔保健の推進

③国民の責務（第6条）

- 歯科口腔保健に関する正しい [60   ] を持つこと
- [61   ] に向けた取り組みを行うこと
- 定期的に [62   ] を受けること
- 必要に応じて [63   ] を受けること

④定期的に歯科検診を受けること等の勧奨等（第8条）

[64   ] 及び [65   ] は定期的に歯科検診を受けること等の勧奨その他の必要な施策を講ずること

⑤口腔保健支援センター（第15条）

[66   ]，保健所を設置する市及び特別区は，口腔保健支援センターを設けることができる．口腔保健支援センターは，歯科口腔保健の推進に係わる施策の実施のため，歯科医療従事者等に対する [67   ]，[68   ] の実施その他の支援を行う機関とする.

4）その他の主な保健福祉関連法規と施策（表4）

表4　主な保健福祉関連法規と施策

領域	関連法規	関連施策
母子保健	[69] 法 次世代育成支援対策推進法 子ども，子育て支援法	[70]
児童福祉	[71] 法 [72] に関する法律	児童虐待防止防止対策体制総合強化プラン
高齢者保健・福祉	[73] 法 [74] 法 [75] に関する法律 医療介護総合確保推進法	認知症施策推進総合戦略新 （[76]）
障害者保健・福祉	[77] 法 障害者の日常生活及び社会生活を総合的に支援するための法律 （[78] 法） 発達障害者支援法	障害者基本計画

5 母子保健

1 母子保健の用語

- 早期新生児： 生後 [¹   ] 未満の児
- 新生児：   生後 [²   ] 未満の児
- 乳 児：   生後 [³   ] 未満の児
- 幼 児：   [⁴   ] から [⁵   ] 前まで
- 低体重児： 出生児体重 [⁶   ] g 未満の児
- 未熟児：   身体の発育が未熟のまま出生した乳児であって，正常児が出生時に有する諸機能を得るに至るまでの者
- 妊産婦：   妊娠中又は出産後 [⁷   ] 以内の女子

2 母子保健法で定められた市町村の母子保健事業

①母子保健に関する知識の普及

②妊娠，出産，育児に関する [⁸   ]

③[⁹   ]，[¹⁰   ]，[¹¹   ] に対する訪問指導

④[¹²   ]

⑤栄養摂取に関する援助

⑥[¹³   ] の交付

⑦[¹⁴   ] の届け出の受理

⑧[¹⁵   ] の支給

⑨[¹⁶   ] の設置

3 母子保健法で定められた都道府県の母子保健事業

①母子保健に関する知識の普及（市町村と共通）

②[¹⁷   ] の連絡調整

③市町村に対する [¹⁸   ] 事項の指導，助言，必要な [¹⁹   ]

4 その他の母子保健事業

(1) 新生児 [20   ]

• 先天代謝異常，内分泌疾患を厚生労働省通知により，[21   ]，

　[22   ・   ] が行う．

(2) [23   ] 母子感染防止事業

• 母親の抗原検査，新生児への免疫グロブリン，ワクチン投与などを厚生労働省通知により，

　[24   ]，[25   ] が行う．

5 健康診査

1) 対 象

(1) 妊産婦健康診査

• 妊娠中から出産後 1 年以内の女子が対象

• 母子保健法では必要に応じて行うとされているが，ほぼすべての市町村が行っている．

(2) 乳児健康診査

• 市町村が必要に応じて行う．[26   ] に行うが，回数や項目は市町村ごとに定める．

(3) 1 歳 6 か月児健康診査

• 母子保健法で市町村に実施義務がある健康診査．[27   ] すべての幼児を対象とする．

(4) 3 歳児健康診査

• 母子保健法で市町村に実施義務がある健康診査．[28   ] すべての幼児を対象とする．

• 身体発育状況，栄養状態，疾病・異常の有無（歯・口腔を含む），運動障害の有無，精神発達の状況，言語障害の有無，予防接種の実施状況などを診査項目とする．

2) 歯・口腔の診査（1 歳 6 か月児，3 歳児）

(1) 問 診

　口腔清掃習慣や間食習慣などを把握する．項目は地域の実情に応じて市町村が策定する．

(2) 口腔診査項目

　以下の項目について診査する．

• [29   ] （生歯，う歯）

• [30   ]

• [31   ]

• [32   ]

(3) う蝕罹患型

　問診結果，口腔診査結果から，う蝕罹患型を判定する．う蝕罹患型の判定区分は 1 歳 6 か月児と 3 歳児では異なる．

演習問題 14 乳歯列を部位ごとに色分けした図を示します.

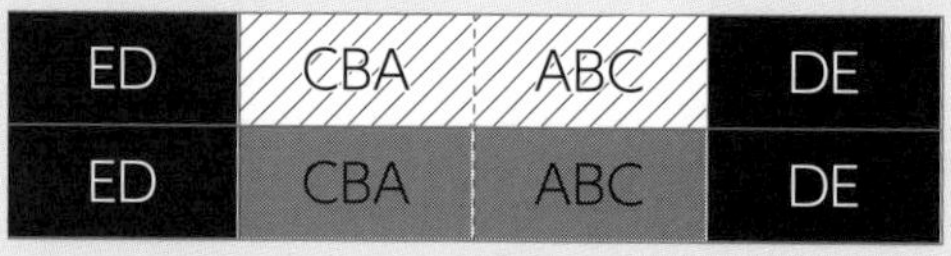

ED	CBA	ABC	DE
ED	CBA	ABC	DE

下のう蝕罹患型の表を図の□を上の図に合わせて色を塗ってみよう.

う蝕罹患型

う蝕の有無，ある場合の部位		1歳6か月児	3歳児
う蝕なし	う蝕リスク低	O1型	O型
	う蝕リスク高	O2型	
う蝕あり	³³□ または ³⁴□	A型	
	³⁵□ および ³⁶□	B型	
	³⁷□ のみ	C型	C1型
	³⁸□ と他の部位		C2型

(4) 結果の記録

歯・口腔の診査結果は市町村の健診票に記録するとともに，母親の持参した母子健康手帳にも記入する（**図6**）.

図6 母子健康手帳の乳幼児健康診査記録欄（「保健生態学」p.259-260）

6 健やか親子 21

- 母子保健のための総合施策方針.
- 平成 12（2000）年に策定され，平成 27（2015）年からは健やか親子 21（第 2 次）が展開されている.
- 3 つの [³⁹　　　　　　　　] と 2 つの [⁴⁰　　　　　　　　] を設定してそれらの対策に取り組んでいる（**図 7**）.

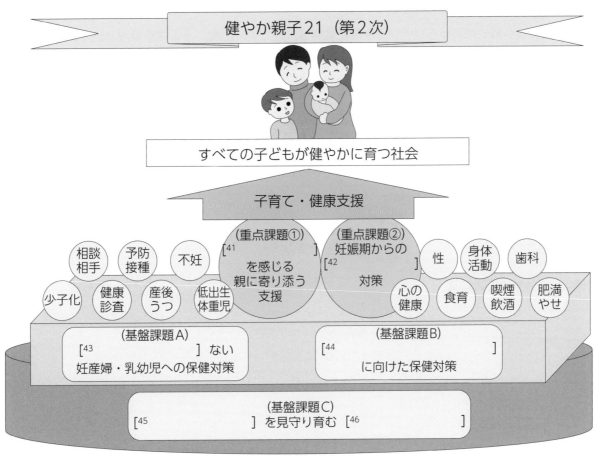

健やか親子 21（第 2 次）

すべての子どもが健やかに育つ社会

子育て・健康支援

相談相手　予防接種　不妊　（重点課題①）[⁴¹　　　　]を感じる親に寄り添う支援　（重点課題②）妊娠期からの[⁴²　　　　]対策　性　身体活動　歯科

少子化　健康診査　産後うつ　低出生体重児　心の健康　食育　喫煙飲酒　肥満やせ

（基盤課題A）[⁴³　　　　　　　　] ない妊産婦・乳幼児への保健対策

（基盤課題B）[⁴⁴　　　　　　　　] に向けた保健対策

（基盤課題C）[⁴⁵　　　　　　　　] を見守り育む [⁴⁶　　　　　　　　]

図 7　健やか親子 21（第 2 次）（「保健生態学」p.263）

I編　保健生態学─衛生学・口腔衛生学・公衆衛生学─

7 母子健康手帳

- [47   ] の届出をした者に対して [48   ] が交付する.
- 妊娠期から乳幼児期までの健康に関する重要な情報を管理するための記録.
- [49   ・   ] と [50   ] の両方が記載・管理できるよう工夫されている.
- 手帳は母子保健法施行規則で定められた [51   ] 様式部分と市町村の判断で定める [52   ] 様式から構成されている.
- 全国共通の省令様式に設けられている主な記載欄は，妊娠中，出産，子の健康管理というように妊娠から子育てまでの時間の流れに合わせた順にレイアウトされている (表5).

表5 母子健康手帳に設けられている記載欄

母子健康手帳の記載欄 (省令様式)

時期	母の状態	児の状態	その他
妊娠	健康状態，職業・環境		
妊娠中	妊婦の健康状態 ([53] 記録など)		母親学級受講記録
出産	出産の状態	出産時の状態	
育児中	出産後の母体経過	新生児期の経過 [54] の結果	[55] の記録 [56]

6 学校保健

1 学校保健の意義

- 対象：[¹　　　　　　]，小学校，中学校，高等学校，中等教育学校，大学ならびに高等専門学校，
  [²　　　　　　　] 学校の [³　　　　　]，[⁴　　　　　　]，生徒，学生および [⁵　　　　　　].
- 学校における主な疾病・異常：学校保健統計調査では**表6**のような疾患・異常を調査している．これ以
  外にも心電図以上，尿タンパク，脊柱・胸郭・四肢の状態，耳疾患，鼻・副鼻腔疾患，口腔咽頭疾患・異
  常などを調べている．

表6　学校における主な疾病・異常〔平成12（2000）年度と令和3（2021）年度の比較〕（「保健生態学」p.272）

学校区分		[⁶　　　　]	[⁷　　　　]	[⁸　　　　　　]	アトピー性皮膚炎
幼稚園	平成12年	64.4	28.7	1.3	―
	令和3年	26.5	24.8	1.5	1.8
小学校	平成12年	77.9	25.3	2.5	―
	令和3年	39.0	36.9	3.3	3.2
中学校	平成12年	76.9	50.0	1.8	―
	令和3年	30.4	60.7	2.3	3.0
高等学校	平成12年	85.0	62.5	1.3	―
	令和3年	39.8	70.8	1.7	2.6

(%)

２ 学校保健の領域

学校保健は［9　　　　　　］，［10　　　　　　］，［11　　　　　　　　　］の３つの領域に大別される（**図8**）．

1）保健教育

［12　　　　　　　　　］法に基づき教育課程に組み込まれた児童，生徒への教育．［13　　　　　　　　　］と保健指導に分類される．基本的には学校の［14　　　　　　　　］が行うが，保健指導については教員の管理の下，学校三師が課外授業などで行うことがある．

2）保健管理

［15　　　　　　　　］法に基づき，学校三師を含めた保健専門職が行う．［16　　　　　　　　］と［17　　　　　　　　］に分類される．

3）組織活動

児童・生徒，教職員，PTA，地域などと連携をとって保健計画の立案，実施を進めるための組織活動．［18　　　　　　　　］委員会と［19　　　　　　　　　　］委員会が中心となる．

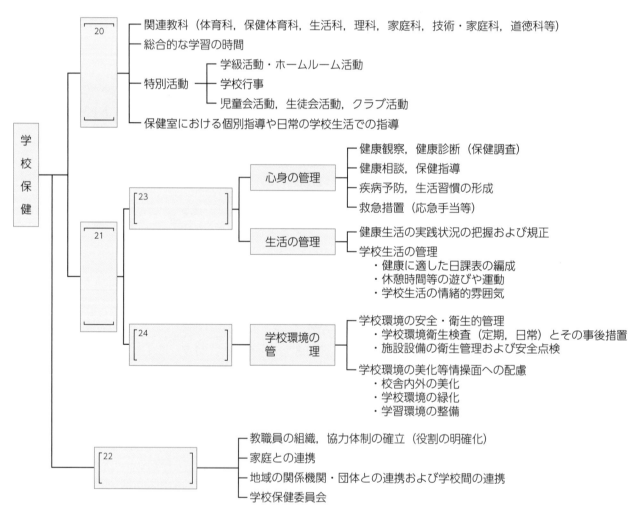

図8　学校保健の領域構造（「保健生態学」p. 268）

3　学校保健職員と役割

1）常勤職員

- [25　　　　　　　　]：学校保健活動の統括責任者.
- [26　　　　　　　　]：学校保健活動の企画・調整を行う. （養護教諭）が兼任できる.
- [27　　　　　　　　]：小・中・高等学校に置かれる学校保健の専門的教員.
- [28　　　　　　　　]：管理栄養士や栄養士として，給食の献立の計画や調理業務に携わる.
- [29　　　　　　　　]：調理業務に携わるとともに児童・生徒，保護者，他の教師に栄養関連の指導・教育を行う.

2）非常勤職員

- [30　　　　　]，[31　　　　　　　]，[32　　　　　　　] を学校三師とよぶ. 非常勤の保健専門職員である.
- 学校三師の役割は [33　　　　　　　　] 法施行規則に定められている （**表7**）.

表7　学校三師の役割（「保健生態学」p.267-268）

領域	学校医	学校歯科医	学校薬剤師
保健指導	保健指導 （課外活動として行うことがある）		
対人管理	健康相談 保健指導 健康診断 疾病の予防処置 就学児の健康診断 職員の健康診断 感染症及び食中毒予防 救急処置	[34　　　　　　] [35　　　　　　] 健康診断の [36　　　　　] [37　　　　　　] の予防処置 就学時健康診断の [38　　　　　　]	[39　　　　　　] [40　　　　　　]
対物管理	[41　　　　　　] の維持・改善に必要な指導・助言		[42　　　　　　] の維持・改善に必要な指導・助言 [43　　　　　　] 検査 医薬品等に関する指導，検査
組織活動	[44　　　　　　] 及び [45　　　　　　] の立案に参与		

4　学校における健康診断の種類

- 就学時の健康診断：小学校に就学する4か月前までに実施する健康診断. [46　　　　　　　　] が実施する.
- 定期健康診断：毎年4月から6月末までに実施する健康診断. [47　　　　　　] が実施する.
- 臨時健康診断：夏休みなどの長期休暇の後や感染症流行時などに臨時に実施する健康診断. [48　　　　　　] が必要に応じて実施する.

Ⅰ編　保健生態学 —衛生学・口腔衛生学・公衆衛生学—

5 学校歯科健康診断

- [49   ] の健康診断と [50   ] 健康診断で歯科健康診断を行うことが定められている.
- [51   ] の健康診断では就学時健康診断票を用いて，う歯の数とその他の歯の疾病・異常の有無を記録する.
- [52   ] 健康診断では児童生徒の健康診断票（歯・口腔）に**表8**の基準で記録する.
- [53   ]：健康診断によって疾病や疾病のリスクを評価したら，それらに応じた [54   ] が必要となる.

疾病・異常がある場合（C，G，その他の疾病など）→ [55   ]（要 [56   ]）

ハイリスク者（CO，GO，歯垢の状態2など）→ [57   ]（要 [58   ]）

その他，健康相談，予防処置などを必要に応じて行う.

表8 児童生徒の健康診断票（歯・口腔）の記載項目と記号

項目			説明・基準	記号
歯式	現在歯		現在口腔に存在している歯	[59] または [60]
	う歯	処置歯	修復処置してある歯	[61]
		未処置歯	う蝕のある歯	[62]
	喪失歯		う蝕で喪失した歯 永久歯のみを記録	[63]
	要注意乳歯		保存の適否を考慮すべき乳歯	[64]
	要観察歯		う窩のない初期う蝕病変（白濁，裂溝の着色など）	[65]（集計上は健全歯）
歯肉の状態 歯列・咬合 顎関節			0：異常なし　1：[66]　2：[67]	
歯垢の状態			0：良好　1：[68]　2：[69]	
その他の疾病・異常			う蝕，歯周病以外の疾病・異常を記載する.	
歯周疾患要観察者 [70]			歯肉炎があるが歯科受診は必要ない者	
歯周疾患要処置者 [71]			歯周疾患の精密検査，治療のための歯科受診が必要な者	

歯肉の状態が1の者はGO，2の者はGに該当する.
CO，GO，G，要注意乳歯は学校歯科医所見欄に記載する.

演習問題15 以下に示す児童生徒健康診断票（歯・口腔）の歯式欄記載から、歯の状態、事後措置の欄を記入しよう。

児童生徒健康診断票（歯・口腔）

小・中学校用

氏名　　　　　　　　　　性別　（男）　女　　生年月日　年　月　日　　学校歯科医　事後措置

歯式

・現在歯　　未処置歯　C
・う歯　　　処置歯　　○
・喪失歯（永久歯）　　×
・要注意乳歯
・要観察歯　　　　　（例　Ａ　6）　⊗

年度	顎関節	歯列・咬合	歯垢の状態	歯肉の状態	歯式	歯の状態（乳歯）		歯の状態（永久歯）			要失歯数	その他の疾病および異常	学校歯科医　所見	月日	事後措置
						現在歯数	処置歯数	未処置歯数	現在歯数	処置歯数					
6歳	⓪ 1 2	① 1 2	⓪ ① 2	⓪ 1 2	上下 右 左 上下	72	73	74	75	76	77 78	なし	CO 20	4月 20日	79
歳	0 1 2	0 1 2	0 1 2	0 1 2										月　日	
歳	0 1 2	0 1 2	0 1 2	0 1 2										月　日	

6 学校において予防すべき感染症（学校感染症）

　学校は，児童生徒等が集団生活を営む場であるため，感染症が発生した場合は，感染が拡大しやすい．そのため，学校保健安全法では，学校において予防すべき感染症を定め，その予防のために出席停止等の措置を講じることとされている（**表9**）.

表9中の＊を付した2類感染症・3類感染症は，p.33の表6を参照して下さい.

表9　**学校において予防すべき感染症**（「保健生態学」p.270）

	感染症	出席停止措置
第一種	感染症法の一類感染症と結核を除く2類感染症＊	治癒するまで
第二種	[80　　　　　　]	発症した後 [90　　　　　] 日を経過し，かつ，[91　　　　　] した後 [92　　　　　] 日を経過するまで
	[81　　　　]	特有の咳が消失するまで又は5日間の適切な抗菌性物質製剤による治療が終了するまで
	[82　　　　]（はしか）	解熱した後3日を経過するまで
	[83　　　　　　　　]（おたふくかぜ）	耳下腺，顎下腺又は舌下腺の腫脹が発現した後5日を経過し，かつ，全身状態が良好になるまで
	風しん	発しんが消失するまで
	[84　　　　]（みずぼうそう）	すべての発しんが痂皮化するまで
	[85　　　　　]（プール熱）	主要症状が消退した後2日を経過するまで
	[86　　　　] [87　　　　　　]	病状により学校医その他の医師において感染のおそれがないと認めるまで
第三種	感染症法の3類感染症＊および [88　　　　　　　　]， [89　　　　　　　　]， その他の感染症	病状により学校医その他の医師において感染のおそれがないと認めるまで

7 成人保健

1 成人保健の目的

　超高齢社会の到来と疾病構造の変化により，日本では成人期から高齢期における生活習慣病をはじめとする非感染症の予防が重視されるようになった．

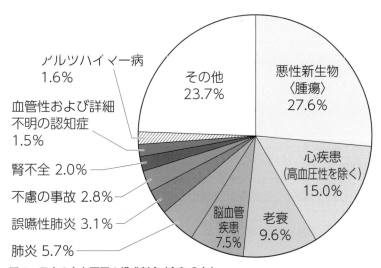

図9　日本の主な死因の構成割合（令和3年）
現在の日本の死因のほとんどが非感染症であることがわかる．

2 成人保健に関連する法規

1）高齢者の医療の確保に関する法律（高齢者医療確保法）

　国民の高齢期の [¹　　　　　　　　　　] をはかることを目的とした法律．以下のことを定めている．

- 国，都道府県の [²　　　　　　　　　　　　] 策定
- 保険者による [³　　　　　　　・　　　　　　]
- [⁴　　　　　　　　　] 制度

2）健康増進法

　市町村の健康増進事業として [⁵　　　　　　　　　] を行うことを定めている．（p.144 参照）

3）歯科口腔保健の推進に関する法律

　[⁶　　　　　　　　　] に応じた歯科口腔保健の推進を定めている．（p.146 参照）

3 特定健康診査・特定保健指導

1）高齢者医療確保法による定義

- [⁷   ]：糖尿病その他の政令で定める生活習慣病に関する健康診査をいう.
- [⁸   ]：高血圧症，脂質異常症，糖尿病その他の生活習慣病であって，

  [⁹   ] に起因するものとする.
- [¹⁰   ]：特定健康診査の結果から，健康の保持に努める必要がある者に対し，保健指導

  に関する<u>専門的知識及び技術を有する者</u>が行う保健指導をいう.

> 統括者は [¹¹   ]，[¹²   ] 又は [¹³   ]
>
> 実施者は医師，保健師又は管理栄養士その他の栄養指導又は運動指導に関する専門的知識及び
>
> 技術を有する者 [¹⁴   ]，[¹⁵   ]，[¹⁶   ] など)

2）対象

[¹⁷   ] 歳〜[¹⁸   ] 歳の者

3）実施主体

医療保険の [¹⁹   ]

4）特定健康診査の診査項目

メタボリックシンドローム（内臓脂肪症候群）に着目して，**表 10** の項目を実施する.

表 10 **特定健康診査の項目**（「保健生態学」p.284 参考）

基本的な項目	■質問票（[²⁰] 歴，[²¹] 歴など）■身体計測（身長，体重，[²²]，[²³]）■[²⁴] 測定 ■理学的検査（身体診察）■検尿（尿糖，尿蛋白） ■血液検査 ・[²⁵] 検査（中性脂肪，HDL コレステロール，LDL コレステロール） ・[²⁶] 検査（空腹時血糖または HbA1c） ・肝機能検査（GOT，GPT，γ-GTP），腹囲
詳細な健診の項目	※一定の基準の下，医師が必要と認めた場合に実施 ■心電図 ■眼底検査 ■貧血検査（赤血球，血色素量，ヘマトクリット値）

5) 特定保健指導

特定健康診査の結果から，リスクの程度に応じた特定保健指導が行われる．リスクが中程度の者に対しては [27　　　　　　　　　　]，リスクが高い者に対して [28　　　　　　　　] が行われる（**図10，表11**）．

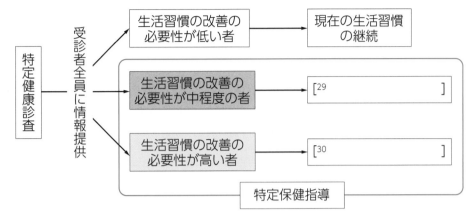

図10　特定健康診査から特定保健指導までの流れ

表11　特定健康診査結果の判定基準

腹囲	追加リスク①血糖 ②脂質 ③血圧		④喫煙歴	対象[*3]	
				40〜64歳	65〜74歳
≧85 cm（男性）≧90 cm（女性）	2つ以上該当			積極的支援	動機づけ支援
	1つ該当		あり		
			なし		
上記以外でBMI≧25 kg/m²	3つ該当			積極的支援	動機づけ支援
	2つ該当		あり		
			なし		
	1つ該当				

（注）喫煙歴の斜線欄は，階層化の判定が喫煙歴の有無に関係ないことを意味する．
平成26年版厚生労働白書　https://www.mhlw.go.jp/wp/hakusyo/kousei/14/backdata/1-1-3-09.html

4 スマートライフプロジェクト

- 健康寿命を延ばすことをスローガンとした国民運動．
- [31　　　　　　]〈Smart Walk〉，[32　　　　　　]〈Smart Eat〉，[33　　　　　　]〈Smart Breath〉の3分野を中心に，国民の具体的なアクションを呼びかけている．

5 成人歯科保健対策

1) 歯周疾患検診

- 健康増進法で定められた市町村の健康増進事業の 1 つ.
- 対象者 : [34   ] 歳, [35   ] 歳, [36   ] 歳および [37   ] 歳の者を対象とする.
- CPI〈Community Periodontal Index〉の 2013 年改定法の基準で, 代表 10 歯を評価する.
- 歯周疾患以外に, 現在歯・喪失歯の状況, 口腔清掃状態なども記録する.

2) 特定保健指導

- 特定健康診査に歯科健診は含まれていないが, 特定保健指導で使用される「標準的な質問票」に, 2018 年度から咀嚼に関する項目が組み込まれた (**表 12**). また, 特定保健指導のなかの [38   ] 支援における「3 か月以上の継続的な支援」では, 研修を受けた歯科医師, 歯科衛生士が [39   ] を行うことが認められている.

表 12　標準的な質問票のなかの咀嚼に関する質問事項

項目番号	質問	回答の選択肢
13	食事を [40] で食べるときの状態はどれにあてはまりますか.	①　何でも [41] で食べることができる ②　歯や歯ぐき, かみあわせなど気になる部分があり [42] にくいことがある ③　ほとんど [43] ない

8 産業保健

1 産業保健の目的

- 労働者の健康の保護を目的とする.
- 産業保健には，主に [¹ 　　　　　　　] や労働災害を予防するための労働衛生管理と，職場での [² 　　　　　　　] がある.

2 産業保健関連法規

1) 労働基準法

強制労働の禁止，差部的取り扱いの禁止など，労働者の保護を目的とした
[³ 　　　　　　　　　　] を定めている法律

2) 労働安全衛生法

職場での（安全衛生管理）体制などを定める，産業保健の中心となる法律

3) 労働者災害補償保険法

[⁴ 　　　　　　　] や労働災害が生じた場合に必要な医療，生活費などの給付を行うための法律

4) その他の法規

職場の環境を守るための作業環境測定法，職業性疾病の１つであるじん肺の予防管理について定めるじん肺法などがある.

3 職業性疾病

- ある特定の業務に従事することで発生する疾病
- 要因には [5　　　　　　　　] 要因と，[6　　　　　　　　] 要因によるものがある（**表 13**）．

表 13　代表的な職業性疾病と要因

		原因	職業性疾患・障害
作業環境要因	物理的要因	異常温度	[7　　　　　]，[8　　　　　]
		異常気圧	[9　　　　　]（潜函病）
		騒　音	[10　　　　　]
		振　動	[11　　　　　]
		電磁波（赤外線，紫外線，エックス線）	[12　　　　　]，[13　　　　　]，[14　　　　　]
	化学物質	粉塵（アスベスト，ケイ酸など）	[15　　　　　] など
		有機溶剤	有機溶剤中毒，皮膚障害など
		金属類	金属中毒，呼吸器疾患など
	微生物など	病原微生物	[16　　　　　]
		害虫（ダニ，シラミなど）	皮膚障害
		有機粉塵（花粉，木材など）	[17　　　　　]
作業要因		作業姿勢，重量物取扱など	[18　　　　　]，腱鞘炎など
		VDT（パソコン）作業	[19　　　　　]
		長時間労働	不眠，心因性疾患など

4 職業性歯科疾患

1）歯の酸蝕症

職場で酸のガスやミストが直接触れることによって歯の表面が侵食される．
- 症状：歯面の [20　　　　　]，[21　　　　　] の欠損，重度では [22　　　　　] の露出
- 原因物質：硫酸，硝酸，塩酸など
- 予防法：原因物質からの労働者の [23　　　　　]，原因物質の [24　　　　　]，[25　　　　　] の使用など

2）黄色環（カドミウムリング）

[26　　　　　] を含む蒸気・粉塵による歯頸部の黄金色の着色．

3）摩耗症

粉塵や器具による歯の摩耗症．

4）菓子屋う蝕

菓子製造業の労働者の味見などによるう蝕．

5 安全衛生管理体制

- 労働安全衛生法により，常時 50 人以上の労働者を使用する事業所には [27   ] を設置し，衛生管理者を選任しなければならない.

- 産業医：常時 50 人以上の労働者を使用する事業所では [28   ] を選任しなければならない. 常時 1,000 人以上の労働者を使用する，または 500 人以上を有害な業務に従事させる事業所においては [29   ] を選任しなければならない.

- [30   ]：産業医のように選任の規定は定められていないが，労働安全衛生規則に示された「産業医及び産業歯科医の職務等」のなかで産業医と同様の職務（健康診断，健康の保持のための措置など）を行うことが記されている. 一般には，歯・口腔に有害な業務を行う事業所で健康診断などを行う.

6 労働衛生管理

有害業務従事者の労働衛生管理は 3 つの管理からなる（**図 11**）.

1) 作業環境管理

有害物質発生の [31   ]・[32   ]，有害物質からの労働者の [33   ] 等の方法で労働環境中の有害物質をなくす，または濃度を低くすること.

- 具体的方法：有害物質を発生しない [34   ] の使用，局所・全体の [35   ]，作業の [36   ] など

2) 作業管理

作業環境管理で除去しきれない有害物質の労働者への [37   ] を防止する方法. また，作業要因に対する [38   ] の改善も含まれる.

- 具体的方法：[39   ] の管理（有害物質への [40   ] の制限），[41   ] の使用，[42   ] の改善，[43   ] など

3) 健康管理

労働者の健康状態のモニター，職業性疾病の早期発見により [44   ] を予防する.

- 具体的方法：健康診断と事後措置（生活指導，[45   ]，[46   ]，有害業務からの [47   ] など）

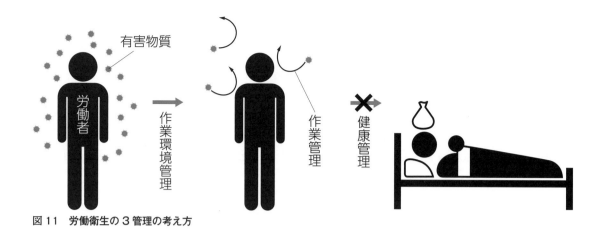

図11　労働衛生の3管理の考え方

7 産業保健における健康診断の種類

1) 定期健康診断：労働者の一般的な健康状態を調べる健康診断

2) 特殊健康診断：[48　　　　　　　　　　　] 従事者に対する健康診断

【法令で定められている特殊健康診断対象物質・作業】

①有機溶剤　　　　②鉛健康診断　　　③四アルキル鉛健康診断

④高圧作業　　　　⑤電離放射線　　　⑥除染業務　　　⑦石綿

⑧じん肺　　　　　⑨[49　　　　　　　　　] による健康診断

8 歯科医師による特殊健康診断

- 法的根拠：労働安全衛生規則

「事業者は令第22条第3項の業務に常時従事する労働者に対し，その [50　　　　　　　　　] の際，当該業務への [51　　　　　　　　] の際及び当該業務についた後 [52　　　　　　] 以内ごとに1回，定期に歯科医師による健康診断を行わなければならない.」

- 労働安全衛生法施行令第22条3項の政令で定める（歯科医師による健康診断が義務づけられている）業務とは以下のものをいう.

- 塩酸，硝酸，硫酸，[53　　　　　　　　]，[54　　　　　　　　]，[55　　　　　　　]，その他歯又はその支持組織に有害な物のガス，蒸気又は粉じんを発散する場所における業務.

9 職域における健康の保持増進

1）職域における健康増進に関する現状

- 職域では有害物質に接するような有害業務での有所見率は [56　　　　　　] している．
- 労働人口に対する高年齢労働者は [57　　　　　　] している．
- 非感染症に対する定期健康診断の有所見者率は [58　　　　　　] している．
- 仕事に関するストレスを感じている労働者の割合は [59　　　　　　] で推移している．

2）職域における健康の保持増進対策

- 従来，心身両面の総合的な健康の保持増進として推進されてきたトータル・ヘルスプロモーション・プラン（THP）が見直され，令和 2 年度から健康保持増進措置のための新たな指針が策定された．
- THP が保健医療専門家による個人へのケアを中心としていたのに対し，新しい指針では事業場内のスタッフを中心に労働者集団全体へのケアを中心とした取組を [60　　　　　　] に沿って確実に実施することが求められている．

3）職域における健康の保持増進の歯科の役割

- 現在，職域における口腔の健康の保持増進対策はほとんど系統的に行われていない．
- 非感染症の一番のリスクファクターである [61　　　　　　] の健康影響は口腔内に比較的早く現れるため，患者教育に有効な指標となり得る．
- 今後，[62　　　　　　] との連携の下で，歯科領域からの健康支援の実施が求められている．

I 編　保健生態学―衛生学・口腔衛生学・公衆衛生学―

9 高齢者保健

1 高齢者保健の意義

- 成人保健では生活習慣の改善をはじめとする [¹   ] に重点が置かれた.

- 高齢期には，病的老化と生理的老化を防ぎ，要介護状態になることを防ぐ [²   ] に重点が置かれる.

2 フレイルとサルコペニアとロコモティブシンドローム

- サルコペニア：[³   ] の減少とそれによる運動機能低下

- ロコモティブシンドローム：[⁴   ] の障害（骨粗鬆症，関節症，神経痛などによる）

- フレイル：身体的問題だけでなく，[⁵   ] 的，[⁶   ] 的問題から総合的に生じる [⁷   ] 状態．自立状態と要介護状態の中間の段階．この段階で進行を防止することが重要.

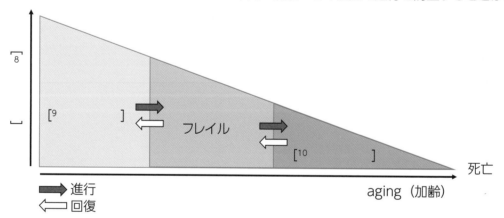

    進行
    回復

図12 老年症候群とフレイル（「保健生態学」p.302 参考）

3 口腔機能低下とオーラルフレイル

- フレイル（虚弱状態）は口腔にも現れる．これを [¹¹   ] という.

- フレイルと同様に重度な口腔機能障害が生じる前の軽度な段階で [¹²   ] を回復させることが重要.

- 重度な口腔機能の障害は [¹³   ] につながりサルコペニアを生じ，フレイルを進行させる.

- 口腔機能の低下を早期に発見するため [¹⁴   ] という保険病名ができて，検査等が行われるようになっている.

4 介護保険法

介護保険法では以下のことを定めている.

①介護保険制度：要支援認定者への [15   ] と要介護認定者への [16   ].

②国民の努力および義務：国民が自ら要介護状態となることを予防すること.

③介護保険事業計画などの策定：国が基本指針を定め，市町村・特別区が

[17   ] を策定都道府県は市町村を支援するための

[18   ] を策定する.

④[19   ]：市町村・特別区が地域のすべての高齢者を対象に介護予防，生活支援を行う.

5 介護保険制度

1）保険者と被保険者

①保険者：[20   ・   ]

②被保険者：第1号被保険者→[21   ]，第2号被保険者→[22   ]

2）要介護認定

[23   または   ] が市町村に対して申請し，認定された場合に給付を受ける（**図13**）.

- 一次判定：訪問調査結果によるコンピュータ判定と [24   ] により判定.
- 二次判定：一次判定の結果をもとに市町村の [25   ] が判定する.

3）サービス給付

判定は非該当，[26   ] 1・2，[27   ] 1〜5 のいずれかで，要支援の場合は [28   ] が，要介護の場合は [29   ] が給付される.

4）サービスの種類

[30   ] サービス，[31   ] サービス，[32   ] サービスがある（**表14**）.
要支援者は [33   ] サービスを除いて要介護者と同じ種類のサービスが受けられる.

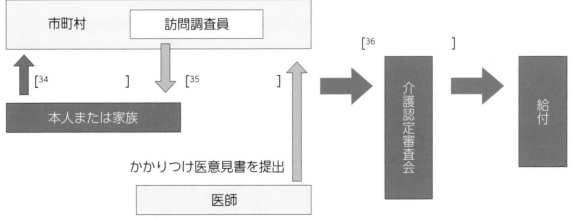

図13 介護給付の流れ

© 医歯薬出版

表14 介護サービスの種類

地域密着型サービス		
地域や個人の特性，事情に即したサービスを提供するために小規模で利用者のニーズに対応するサービス [37] 対応型訪問介護，小規模多機能型居宅介護，[38] 対応型通所介護　など		
居宅サービス		
訪問サービス 　[39]，訪問入浴，訪問看護，訪問リハビリテーション，[40] など 通所サービス 　通所介護，通所リハビリテーション，短期入所生活介護，短期入所療養介護など		
施設サービス		
[41]：特別養護老人ホームが都道府県の指定を受けて介護施設になったもの．要介護高齢者の [42] のための施設		
[43]：医学的管理のもと [44] のためのリハビリテーションを行う施設		
[45]：介護サービスを受けながら病気の長期療養をする施設．		
[46]：平成30年に創設された長期療養型の介護保険施設．介護療養型医療施設からの移行が進んでいる．		

6 地域支援事業

[47   ] 法に基づき市町村，特別区が行う地域の全高齢者を対象とした高齢者保健・福祉事業． [48   ] の中心的役割を持っている．[49   ]， [50   ]，任意事業の3つの事業からなる．

1) 介護予防・日常生活支援総合事業

- [51   ] 事業：介護予防普及啓発事業，介護予防把握事業などがある．
- [52   ・   ] 事業：要支援認定を受けた者と介護予防把握事業で必要性があると判定された者を対象に，介護予防のためのサービスを提供する．

2) 包括的支援事業

地域のケアマネジメントを総合的に行うために，[53   ]， [54   ]，[55   ]，[56   ・   ] などを包括的に行う事業．主に [57   ] センターが行う．

3) 任意事業

地域の実情に応じて市町村が独自に行う事業．

7 地域包括ケアシステム

高齢者が住み慣れた地域で生活していけるよう，[⁵⁸   ]，[⁵⁹   ]，[⁶⁰   ]，[⁶¹   ]，[⁶²   ] を一体的に提供できるようなシステム（**図 14**）．2025 年までの構築が急がれている．地域包括ケアシステムの単位はおおむね中学校区にあたる [⁶³   ] である．

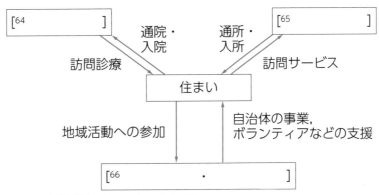

図 14　**地域包括ケアシステムのイメージ**

Ⅰ編　保健生態学 — 衛生学・口腔衛生学・公衆衛生学 —

10 災害時の歯科保健

1 災害時のフェーズと歯科衛生士の活動 (表15)

表 15　フェーズ分類と歯科保健活動の概要（「保健生態学」p.323）

区　分		第 1 期		第 2 期	第 3 期	第 4 期
		（フェーズ 0）	（フェーズ 1）	（フェーズ 2）	（フェーズ 3）	（フェーズ 4）
期　間		発災〜 72 時間		4 日目〜 1 カ月	1 カ月〜 6 カ月	6 カ月〜
		（発災〜 24 時間）	（24 〜 72 時間）			
復　興		被災混乱期		応急修復期	復旧期	復興期
被災地の状況		ライフライン破綻，交通手段破綻，情報網破綻，行政機能破綻，医療機能破綻，被災者避難所避難		ライフライン復活，主な道路網回復，情報網復活，備蓄品配布，避難所運営，仮設住宅建築	避難所集約化，福祉避難所移行，仮設住宅生活移行期	難所退去終了，仮設住宅生活
歯科衛生士支援活動（例）	対応	状況の把握・支援準備・連絡調整				
		情報収集				
			[1　　　　　　　　] の配布			
			[2　　　　　]・[3　　　　　　] の実施			
			地域歯科診療所・医療施設・福祉施設等との情報交換および他職種とのミーティング			
				[4　　　　　　　　] の実施		
		主な支援場所				
	口腔健康管理	避難所		避難所・避難者自宅	避難所・仮設住宅・避難者自宅 介護施設・福祉施設	仮設住宅・避難者自宅 介護施設・福祉施設
	巡回歯科相談	避難所		避難所・避難者自宅	避難所・仮設住宅・避難者自宅	仮設住宅・避難者自宅
	歯科健康教育	避難所		避難所・避難者自宅	保育所・幼稚園・学校・施設等	保育所・幼稚園・学校・施設等
応急歯科診療		・一般歯科診療所が診療不能の場合 ・巡回歯科診療車による診療所準備 ・ポータブルによる診療の準備		仮設歯科診療所の開設 仮設歯科診療所		
					歯科診療所の再開	

　上記の**表 15** の分類以外に，下記のように分類することもある．

1. 超急性期：発災から [5　　　　　　　　] 日

2. 急性期：発生から [6　　　　　　　　] 程度

3. 亜急性期：発災から 2〜3 週間

4. 慢性期：発災から数カ月〜数年

5. 平穏期：[7　　　　　　　　] がほぼ終わった時期

2 超急性期〜急性期の医療・歯科医療

- 発災直後，48 時間以内を目途に，主に [8　　　　　　　　] 病院から災害派遣医療チーム
  ＜[9　　　　　　　]＞が派遣され，急性期の医療活動を行う．

- 大規模災害時には，被災地の保健・医療機能はほぼ喪失しているため，限られた医療資源を効率的に分配する必要がある．そのために傷病者を分類して [¹⁰ 　　　　　　　　] をつけて医療の優先度を表示する（図15）．
- 医療救護所で急性期に注意を要する歯科的問題には，以下のようなものがある．
    - ・口腔，顎骨の [¹¹ 　　　　　　]
    - ・処置中の歯の [¹² 　　　　　　] 化
    - ・義歯 [¹³ 　　　　　・　　　　　　] による食事困難

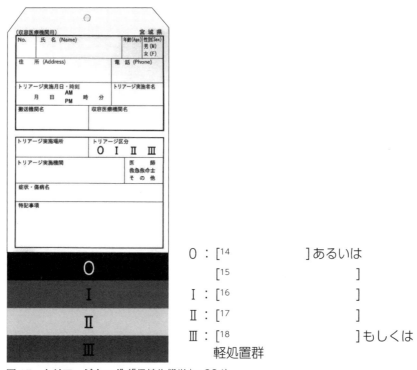

0：[¹⁴ 　　　　　　　] あるいは
　　[¹⁵ 　　　　　　　　　]
Ⅰ：[¹⁶ 　　　　　　　　]
Ⅱ：[¹⁷ 　　　　　　　　]
Ⅲ：[¹⁸ 　　　　　　　] もしくは
　　軽処置群

図15　トリアージタッグ（「保健生態学」p.324）

3 災害関連死

　大規模災害では，災害による直接の死亡だけでなく，災害後の避難生活で体調悪化して死亡する [¹⁹ 　　　　　　　　] が多くみられる．そのなかでも最も多いのは [²⁰ 　　　　　　　] である．

4 それぞれの災害フェーズにおける歯科衛生士が行う歯科保健活動

1）フェーズ0-2

　この時期の被災者は，ほとんど避難所に集まっている．避難所のなかで口腔に関する支援が必要な者を把握して適切に支援する．避難所生活の健康影響には以下のようなものがある．

- 衛生環境不良，水の供給不足，過密な住環境による [²¹ 　　　　　　　　　　]．
- プライバシーのない生活，被災後の生活不安などのストレスによる [²² 　　　　　　　　　]．
- 狭い空間で姿勢や運動が制限されることにより [²³ 　　　　　　　　　]（動かさないでいることによる機能の低下）や [²⁴ 　　　　　　　　　]（一定の姿勢が長時間続くことで血栓が生じて肺が詰まり，肺血栓塞栓症を生じること）のリスクが高まる．

Ⅰ編　保健生態学―衛生学・口腔衛生学・公衆衛生学―

- 口腔清掃を行うための場所や水，器具の不足による [25   ] 不良.
- 全身の体力低下と口腔衛生不良による [26   ] 発症リスクの上昇.

2）フェーズ3以降

　避難所から自宅や仮設住宅へ生活の場が移行し，地域での生活が再開される．これに伴い，復旧・復興したコミュニティの中で歯科保健活動の活性化を図る．

5 歯科的個人識別

　災害時の歯科医師の役割に，口腔所見による身元不明のご遺体の個人識別（[27   ]）作業がある．歯科衛生士はその補助を行う．

- 歯科的個人識別のためにご遺体から口腔内所見を採取する方法

(1) [28   ] 撮影

(2) [29   ] 撮影

(3) [30   ]（死後記録）作成

　これらを歯科医療機関に残されている診療録などの [31   ] と比較して，身元確認を行う．

11 国際保健

1 国際保健の課題

- [1　　　　　　　　　] における基本的保健医療サービスの不足，感染症の流行
- 世界的な高齢化の進行による [2　　　　　　　　　] の急増
- 地域間の [3　　　　　　　　　] の拡大　　　　　　　　　　　　　　　　　　　　　　　　など

2 持続可能な開発目標〈SDGs：Sustainable Development Goals〉(図16)

国連サミットで採択された 2030 年までに達成するために掲げた [4　　　　　　　] の国際目標.

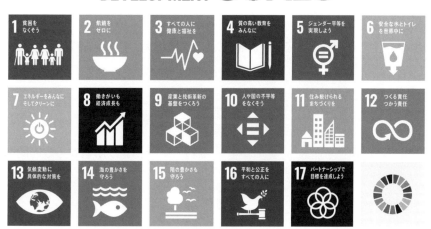

図16　持続可能な開発目標〈SDGs〉（「保健生態学」p.332）

3 ユニバーサルヘルスカバレッジ〈UHC〉

すべてのヒトが適切な保健医療サービスを [5　　　　　　　　　] な費用で受けられる状態. SDGs の目標3 "すべての人に [6　　　　　　] と [7　　　　　　　　] を" のターゲットの1つ. [8　　　　　　　　　] の優先課題でもある.

4 国際保健に関する組織

1）世界保健機関〈[9   ]〉

- 世界のすべての人々の健康の保護，増進のための国際保健活動を計画・実施・調整することを目的に設立された国際連合（国連）の専門機関の1つ.
- 世界を6地域（アフリカ，アメリカ，東地中海，ヨーロッパ，東南アジア，西太平洋）に分けて管轄しており，日本は [10   ] 地域に属している.

2）国連児童基金〈[11   ]〉

すべての [12   ] が実現される世界を目指すことを目的に設立された国連の補助機関. [13   ] の子どもたちを長期的に支援するための活動などを行う.

3）国連合同エイズ計画〈UNAIDS〉

WHO をはじめとする国連の11の機関が一体となって [14   ] に対する包括的，国際的な活動を進める国連の機関.

4）国際歯科連盟（[15   ]）

国や地域を代表する歯科医師会の国際的な組織. 歯科衛生士の国際組織としては国際歯科衛生士連盟〈IFDH〉がある.

5 日本の国際協力

1）政府開発援助〈[16   ]〉

開発途上地域の開発を主たる目的とする日本政府による国際協力. 直接，特定の開発途上国に技術や資金を提供する [17   ] と，WHO などの国際機関に出資など行う [18   ] に分類される.

2）国際協力機構〈[19   ]〉

日本の政府開発援助のうち [20   ] を行う，外務省が所管する政府関連組織.

Ⅱ編

歯・口腔の健康と
予防に関わる
人間と社会の仕組み
2

保健・医療・福祉の制度

■参考文献
・全国歯科衛生士教育協議会監修：歯科衛生学シリーズ　歯・口腔の健康と予防に関わる人間と社会の仕組み2　保健・医療・福祉の制度. 医歯薬出版,
　東京, 2023.
・末髙武彦著：歯科衛生士のための衛生行政・社会福祉・社会保険　第10版. 医歯薬出版, 東京, 2021.

歯・口腔の健康と予防に関わる
人間と社会の仕組み 2

保健・医療・福祉の制度

1. 医療法
2. 歯科医師法
3. 歯科衛生士法
4. 歯科技工士法
5. 歯科医療とかかわる医療関係職種とその法律
6. その他の医療関係職種にかかわる法律
7. 地域保健に関する法律
8. 歯科口腔保健の推進に関する法律〈歯科口腔保健法〉
9. 薬事に関連する法律
10. その他の衛生法規
11. 社会保障と社会保険
12. 医療保険
13. 介護保険と地域包括ケアシステム
14. 年金保険
15. 労働法規と労働保険
16. 社会福祉
17. 医療の動向

1 医療法

1 医療法の目的

- 医療法の目的は，医療を受ける者（患者）の利益の保護と，良質・適切な医療を効率的に提供する体制の確保を図り，国民の [¹   ] の保持に寄与することである．

2 医療法の総則

1）医療提供の理念

- 医療は，医療従事者と患者の [²   ] に基づいて行われ，疾病の予防やリハビリテーションを含む良質・適切なものでなければならない．また，医療提供施設の機能に応じて効率的に，福祉サービスなどと有機的な [³   ] を図りつつ提供されなければならない．
- 医療従事者は，医療を提供する際，適切な [⁴   ] を行い，[⁵   ] を得るように努めなければならない．これは [⁶   ] を得る努力義務であり，歯科衛生士も医療従事者に含まれる．

3 医療に関する選択の支援

1）国・地方公共団体による医療に関する情報の提供

- 医療機関の [⁷   ] は，医療機関の選択を適切に行うために必要な情報を [⁸   ] に報告し，閲覧できるようにしなければならない．
- [⁹   ] は，医療機関の情報をインターネットなどで公表しなければならない．

2）医療機関の広告規制

- 医療機関の医業（歯科医業）に関する広告が医療に関する適切な選択を阻害しないように，比較広告，誇大広告，客観的事実であることを証明できない内容の広告などは禁止されている．
- 歯科に関する診療科名は，ⅰ）歯科，ⅱ）[¹⁰   ] 歯科，ⅲ）[¹¹   ] 歯科，ⅳ）歯科口腔外科と複数の事項を組み合わせた小児矯正歯科が例示されている．
- 歯科に関する専門性資格は，ⅰ）口腔外科専門医，ⅱ）歯周病専門医，ⅲ）歯科麻酔専門医，ⅳ）小児歯科専門医，ⅴ）歯科放射線専門医の5つが認められている．

4 医療の安全の確保

1）国，都道府県，保健所を設置する市及び特別区の責務

・都道府県，保健所設置市，特別区は，患者・家族の苦情・相談に対応する

[¹² 　　　　　　　　　　　　　　　] を設置することができる．

2）医療事故調査制度

・医療機関の管理者は，医療に起因する（起因すると疑われる）死亡・死産で，管理者が予期しなかった医療事故が発生した場合は，[¹³ 　　　　　・　　　　　　　] に報告しなければならない．

・医療事故調査制度の目的は，医療事故の [¹⁴ 　　　　　　　] である．

3）医療機関の安全管理体制

・歯科医師・歯科衛生士は，歯科医療機関における [¹⁵ 　　　　　　　] 責任者と [¹⁶ 　　　　　　　] 責任者となることができる．

5 病院，診療所及び助産所

1）病院・診療所

・病院は，[¹⁷ 　　　　] 床以上の病床を有する医療施設である．

・診療所は，病床を有しないか，[¹⁸ 　　　　] 床以下の病床を有する医療施設である．

・[¹⁹ 　　　　　　　　　　　] は，他の病院や診療所からの紹介患者に対して医療を提供し，救急医療を行い，地域の医療従事者に対して研修を行うなど，地域医療を担う [²⁰ 　　　　　　] を支援する機能を有し，[²¹ 　　　　　] の承認を得た病院である．[²² 　　　　] 医療圏に1つ以上の設置が望ましいとされている．

・[²³ 　　　　　　] は，高度な医療を提供・技術開発・研修できるとして，[²⁴ 　　　　　　] の承認を得た病院である．おおむね [²⁵ 　　　　] 医療圏に1つ以上設置されている．

・[²⁶ 　　　　　　　　　] は，臨床研究の実施の中核的な役割を担う病院で，[²⁷ 　　　　　] の承認を得た病院である．

2）開設・管理等

・病院を開設する場合は，開設地の [²⁸ 　　　　　　] の許可が必要である．臨床研修修了医師・歯科医師でない者が診療所を開設する場合も，同様に許可が必要である．

・臨床研修修了医師・歯科医師が診療所を開設した場合は，[²⁹ 　　　] 日以内に開設地の [³⁰ 　　　　　] に届け出る．

6 医療提供体制の確保

1）医療計画

- [³¹   ] は，良質・適切な医療を効率的に提供する体制の確保を図るための基本的な方針を定める.

- [³²   ] は，医療提供体制の確保を図るための計画を定める. これを [³³   ] という.

- 医療計画は，5疾病・5事業と [³⁴   ] の連携体制に関する事項や，医療従事者の確保，医療の安全の確保，医療提供施設の整備の目標，地域医療構想などが地域の実情に応じて記載される.

- 5疾病とは，[³⁵   ]，[³⁶   ]，[³⁷   ] などの心血管疾患，[³⁸   ]，[³⁹   ] である. これらの疾患について [⁴⁰   ] を構築することとされている.

- 地域連携クリニカルパスとは，急性期病院から回復期病院を経て早期に [⁴¹   ] へ帰れるように，治療を受けるすべての医療機関で共有する診療計画表である.

- 5事業とは，[⁴²   ] 医療，[⁴³   ] 時における医療，[⁴⁴   ] の医療，[⁴⁵   ] 医療，小児救急医療を含む [⁴⁶   ] 医療である.

2）医療圏と地域医療構想

- [⁴⁷   ] 医療圏は，病院における入院医療を提供することが相当である単位として設定される. また，[⁴⁸   ] 医療圏は，原則都道府県を単位として設定される.

- 2025年に必要となる病床の必要数を，病床機能区分（高度急性期，急性期，回復期，慢性期）ごとに推計したうえで，医療機能の分化・連携を進める取組みを [⁴⁹   ] という.

7 医療法人

2 歯科医師法

1 歯科医師法の目的と歯科医師の業務（歯科医業）

- 歯科医師法の目的は，歯科医師が [¹　　　　　　　　] と [²　　　　　　　　　　] を掌ることによって，[³　　　　　　　　　] の向上・増進に寄与し，国民の [⁴　　　　　　　　] な生活を確保することである．歯科医師の資格を定め，国民に適正な歯科医療を提供することを規定している．

- 歯科医師でなければ歯科医業を行ってはならず，これを [⁵　　　　　　　　] という．

- 歯科医師でなければ歯科医師やこれと紛らわしい名称を使用してはならず，これを [⁶　　　　　　　] という．

2 歯科医師の免許・欠格事由

- 歯科医師となるためには，歯科医師 [⁷　　　　　　　　] に合格し，[⁸　　　　　　　　] から歯科医師免許を受けなければならない．免許を受けるとは，[⁹　　　　　　　] に登録されることである．

- 免許を受けるためには一定の要件があり，該当した場合には免許を与えられない [¹⁰　　　　　　　　] と該当した場合には免許を与えられないことがある [¹¹　　　　　　　] がある．

- 絶対的欠格事由には，未成年がある．

- 相対的欠格事由には，ⅰ）[¹²　　　　　　] により業務を適正に行うことができない者，ⅱ）麻薬・大麻・あへんの中毒者，ⅲ）罰金以上の刑になった者，ⅳ）医事に関して犯罪・不正のあった者の４つが規定されている．

3 歯科医師法上の行政処分と再教育研修

- 絶対的欠格事由に該当した場合は，歯科医師免許は取り消される．

- 相対的欠格事由に該当した場合または歯科医師として [¹³　　　　　] を損する行為があった場合は，[¹⁴　　　　　　　] によって，ⅰ）戒告，ⅱ）[¹⁵　　　　　] 年以内の歯科医業の停止，ⅲ）免許の取消しの処分を受けることがある．

- 戒告や歯科医業の停止の処分を受けた歯科医師または免許の取消し後の再免許を受けようとする歯科医師は，[¹⁶　　　　　　] を受けなければならない．

4 歯科医師の義務

1）[17   ]

- 診療に従事する歯科医師は，診察・治療の求めがあった場合は，正当な理由がなければ拒んではならない．

2）診断書の交付義務

- 診療をした歯科医師は，診断書交付の求めがあった場合は，正当な理由がなければ拒んではならない．

3）[18   ] 等の禁止

- 自ら診察をしないで治療をしたり，診断書や処方せんを交付してはならない．

4）処方せんの交付義務

- 薬剤を調剤して処方する必要があった場合は，処方せんを交付しなければならない．

5）療養上の指導の義務

- 診療をした際，本人や保護者に[19   ] の方法などの指導をしなければならない．

6）診療録の記載・保存義務

- 診療をした際，診療に関する事項を遅滞なく[20   ] に記載しなければならず，[21   ] 年間保存しなければならない．

7）臨床研修の義務・専念義務

- 診療に従事しようとする歯科医師は，[22   ] を 1 年以上受けなければならない．
- 研修歯科医は，臨床研修に専念し，資質の向上に努めなければならない．

8）現状届

- 全ての歯科医師は，[23   ] 年ごとに，12 月 31 日現在の氏名，住所などを，翌年 1 月 15 日までに住所地の都道府県知事を経由して[24   ] に届け出なければならない．
- 2020（令和 2）年末の届出歯科医師数は 107,443 人である．

5 歯科医師法以外の歯科医師の義務

1）守秘義務

- 歯科医師の守秘義務は，[25   ] に規定されている．

2）善管注意義務

- 診療契約は，[26   ] 上の準委任契約と解釈されている．
- 受任者は善良な管理者の注意をもって業務にあたる義務を負い，これを善管注意義務という．

3 歯科衛生士法

◾1 歯科衛生士法の成り立ち

• 歯科衛生士法は 1948 (昭和 23) 年に制定された.

• 当初の業務は [1　　　　　　　　　] のみであり, 1955 (昭和 30) 年に [2　　　　　　　　　] 行為, 1989 (平成元) 年に [3　　　　　　　　] が追加された.

◾2 歯科衛生士法の目的

• 歯科衛生士法は, 歯科衛生士の資格を定め, [4　　　　　　　　] と [5　　　　　　　　] を図ることを目的としている (第 1 条).

◾3 歯科衛生士の定義と業務

• 歯科衛生士とは, [6　　　　　　　　] の免許を受け, 歯科医師の [7　　　　　　] の下に, 歯科予防処置を業とする者である (第 2 条). 歯科予防処置の具体的内容は, ⅰ) スケーラーなどを使用した歯石などの付着物・沈着物の除去, ⅱ) フッ化物歯面塗布などの歯・口腔に対する薬物塗布である.

• 歯科予防処置は, 歯科医師が行う場合を除き, 歯科衛生士以外の者が行ってはならず, これを [8　　　　　　　] という (第 13 条の 1).

• 歯科診療の補助は, 歯科医師の [9　　　　　] があった場合を除き, 歯科医師が行わなければ危害が生じるおそれのある行為をしてはならない. ただし, [10　　　　　　] の手当ては可能である (第 13 条の 2).

• エックス線撮影の際, フィルム固定の指導や現像などを行うことは問題ないが, エックス線の [11　　　　　] を行うと診療放射線技師法違反である.

• 歯科衛生士以外の者は, 歯科衛生士やこれと紛らわしい名称を使用してはならず, これを [12　　　　　　] という (第 13 条の 7).

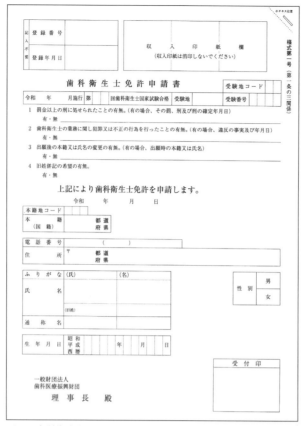

図1　歯科衛生士免許申請書（「保健・医療・福祉の制度」p.34）

4 免許・歯科衛生士名簿，登録・免許証の交付及び届出

- 歯科衛生士となるためには，歯科衛生士 [13 　　　　　　　　　] に合格し，[14 　　　　　　　　] から歯科衛生士免許を受けなければならない (第 3 条)．

- 歯科衛生士免許は，[15 　　　　　　　　　　　　　　] に登録されることによって完了する (第 6 条)．

- 歯科衛生士免許の申請は，免許申請書 (**図 1**) に必要事項を記入した上で，歯科衛生士国家試験の合格証書の写しまたは合格証明書，戸籍謄本 (抄本) または住民票の写し，医師の診断書を添えて提出する．

- 歯科衛生士名簿は，登録番号・年月日，本籍地都道府県名，氏名，生年月日，試験合格年月などが登録される．登録事項に変更があった場合は，[16 　　　　　　] 日以内に申請をしなければならない．

- 業務に従事する歯科衛生士は，[17 　　　　　] 年ごとに，12 月 31 日現在の氏名，年齢，住所，業務従事先の所在地・名称などを，翌年 1 月 15 日までに就業地の [18 　　　　　　　　　] (直接の届出先は所轄の [19 　　　　　　　　]) に届け出なければならない (第 6 条) (**図 2**)．医師・歯科医師は業務従事の有無に関係なく有資格者すべてに届出義務を課しているが，歯科衛生士は歯科衛生士として業務に従事する者に限られている．

- 業務従事届出の結果は，[20 　　　　　　　　　　　　　　　] の中で，就業歯科衛生士数として集計・公表される．2020 (令和 2) 年末の就業歯科衛生士数は 142,760 人である．

様式第五号(第九条関係)

歯科衛生士業務従事者届

| 氏名 | | 性別 | | 年齢 | 歳 |

| 住　　所 | |

| 歯科衛生士名簿登録 | 番　　号 | |
| | 年　月　日 | |

業務に従事する場所	1　保健所、都道府県又は市区町村 　　（ア　保健所　イ　都道府県（アを除く。） 　　　　ウ　市区町村（アを除く。）） 2　病院 3　診療所 4　介護保険施設等 　　（ア　介護老人保健施設　イ　介護医療院 　　　ウ　指定介護老人福祉施設 　　　　　（特別養護老人ホーム） 　　　エ　居宅介護支援事業所　オ　その他） 5　歯科衛生士学校又は養成所 6　事業所 7　その他
	所　在　地
	名　　称

| 備　　考 | |

（注意）1. 該当する不動文字又は数字を○で囲むこと。
　　　　2. 「業務に従事する場所」の欄は、2以上の場所において業務に従事している場合は、その主たるもの一つについて記載すること。
　　　　3. 平成3年6月30日までに免許を取得した者は、同日現在いずれの都道府県の歯科衛生士籍に登録されていたかを備考欄に明記すること。

図2　歯科衛生士業務従事者届（「保健・医療・福祉の制度」p.41）

Ⅱ編　保健・医療・福祉の制度

5 相対的欠格事由

- 歯科衛生士国家試験に合格していても，[21　　　　　　　　] の裁量によって，免許を与えられない場合がある．これを [22　　　　　　　　] という（第4条）．具体的に，ⅰ）罰金以上の刑になった者，ⅱ）歯科衛生士の業務に関して犯罪・不正のあった者，ⅲ）[23　　　　　　　　] により業務を適正に行うことができない者，ⅳ）麻薬・あへん・大麻の中毒者の4つが規定されている．

6 免許の取消・業務停止及び再免許

- 相対的欠格事由に該当した場合または歯科衛生士として [24　　　　　　] を損する行為があった場合は，[25　　　　　　　　] は免許の取消しや期間を定めた業務停止を命じることができる（第8条）．
- 免許の取消しや業務停止は [26　　　　　　] 処分であり，処分の決定は行政手続法に基づいて行われる．

7 指定登録機関・指定試験機関

8 歯科衛生士国家試験

9 受験資格・受験手続き等

10 その他の業務上の義務

1) 主治の歯科医師・医師の指示

- 歯科保健指導を行う際，対象者に主治の歯科医師・医師がいる場合は指示を受けなければならない（13条の3）.

2) 保健所長の指示

- 歯科保健指導を行う際，保健所長から指示を受けた場合は従わなければならない（13条の4）.

3) 秘密保持義務（守秘義務）

- 正当な理由なしに，業務上知り得た人の [27   ] を漏らしてはならない（第13条の6）.

4) 業務記録の作成・保存

- 業務を行った場合は，[28   ] を作成するとともに，[29   ] 年間保存しなければならない.

4 歯科技工士法

1 歯科技工士法の目的

- 歯科技工士法の目的は，歯科技工士の資格を定め，[¹   ] が適正に運用されるように規律し，[²   ] の普及・向上に寄与することである．

2 歯科技工士の免許・相対的欠格事由

- 歯科技工士となるためには，歯科技工士 [³   ] に合格し，[⁴   ] から歯科技工士免許を受けなければならない．免許を受けるとは，[⁵   ] に登録されることである．
- 業務に従事する歯科技工士は，[⁶   ] 年ごとに，12 月 31 日現在における氏名，住所などを，翌年 1 月 15 日までに就業地の [⁷   ] に届け出なければならない．
- 2020（令和 2）年末の就業歯科技工士数は 34,826 人である．
- 歯科技工士免許を受けるための要件として， ⅰ）歯科医療や歯科技工の業務に関して犯罪・不正のあった者， ⅱ）[⁸   ] により業務を適正に行うことができない者， ⅲ）麻薬・あへん・大麻の中毒者が相対的欠格事由として規定されており，該当した場合には [⁹   ] が免許を与えないことがある．

3 歯科技工

- [¹⁰   ] または歯科技工士でなければ，業として歯科技工を行ってはならず，これを [¹¹   ] という．
- 歯科技工を行う際，[¹²   ] によらなければならない．
- 歯科技工指示書は，歯科技工が行われた場所の [¹³   ] が，歯科技工の終了日から [¹⁴   ] 年間保存しなければならない．
- 印象採得，咬合採得，試適，装着などの歯科医師が行わなければ危害のある行為をしてはならない．
- 歯科技工業務を行った場合は，[¹⁵   ] を作成するとともに，[¹⁶   ] 年間保存しなければならない．

4 歯科技工所

- 歯科技工所を開設した場合は，開設後 [17　　　　　　　] 日以内に所在地の [18　　　　　　　　　　] に届け出なければならない.
- 歯科技工所の開設者は，自らが歯科医師または歯科技工士であって管理者となるか，別の歯科医師または歯科技工士を管理者として置かなければならない.

5 歯科医療とかかわる医療関係職種とその法律

1 看護師・准看護師・保健師・助産師

- 看護師とは，[¹　　　　　　　　　] の免許を受け，傷病者に対する療養上の世話または [²　　　　　　　] を業とする者である．
- 准看護師とは，[³　　　　　　　　　] の免許を受け，医師・歯科医師または看護師の指示を受けて，傷病者に対する療養上の世話または [⁴　　　　　　　] を業とする者である．
- 歯科衛生士の歯科診療の補助は，看護師の [⁵　　　　　　　] の一部を許されたものである．
- 保健師とは，[⁶　　　　　　] の免許を受け，保健師の名称を用いて，保健指導を業とする者である．
- 助産師とは，[⁷　　　　　　] の免許を受け，助産や妊婦・新生児の保健指導を業とする女子である．
- 2020（令和2）年末の就業者数は，保健師 55,595 人，助産師 37,940 人，看護師 1,280,911 人，准看護師 284,589 人である．

2 臨床検査技師

- 臨床検査技師とは，[⁸　　　　　　　] の免許を受け，医師・歯科医師の指示の下に，採血や微生物学的検査，血清学的検査，血液学的検査，病理学的検査，生理学的検査などを業とする者である．

3 診療放射線技師

- 診療放射線技師とは，[⁹　　　　　　] の免許を受け，医師・歯科医師の指示の下に，放射線を人体に対して照射することを業とする者である．
- 歯科衛生士が口腔内エックス線撮影，パノラマエックス線撮影などにおけるエックス線の [¹⁰　　　　　] をしてはならないことは，診療放射線技師法に規定されている．

4 言語聴覚士

- 言語聴覚士とは，[¹¹　　　　　　] の免許を受け，音声・言語機能や聴覚に障害のある者に対して，機能の維持向上を図るため，言語訓練や検査・指導などを業とする者である．
- 医師・歯科医師の指示の下に，[¹²　　　　　　　] を行うことができる．

5 薬剤師法

- 薬剤師は，[¹³   ]や医薬品の供給などを掌ることによって，公衆衛生の向上・増進に寄与し，国民の健康な生活を確保することを任務としている．

- 薬局の開設者は，調剤済みとなった処方せんを調剤済みとなった日から[¹⁴   ]年間保存しなければならない．

- 2020（令和2）年末の届出薬剤師数は321,982人である．

6 その他の医療関係職種にかかわる法律

1 理学療法士及び作業療法士法

- 理学療法士とは，[1 　　　　　　　　　] の免許を受け，医師の指示の下に，理学療法を業とする者である．
- 作業療法士とは，[2 　　　　　　　　　] の免許を受け，医師の指示の下に，作業療法を業とする者である．

2 臨床工学技士法

- 臨床工学技士とは，[3 　　　　　　　　] の免許を受け，医師の指示の下に，生命維持管理装置の操作・保守点検を業とする者である．

3 栄養士法

- 栄養士とは，[4 　　　　　　　] の免許を受け，栄養の指導を業とする者である．
- 管理栄養士とは，[5 　　　　　　　] の免許を受け，傷病者に対する療養のために必要な栄養の指導，個人の身体状況や栄養状態に応じた栄養の指導，給食管理などを業とする者である．

4 社会福祉士及び介護福祉士法

- 社会福祉士とは，[6 　　　　　　　] の免許を受け，福祉に関する相談・指導などを業とする者である．
- 介護福祉士とは，[7 　　　　　　　] の免許を受け，介護や介護に関する指導を業とする者である．

5 視能訓練士法

- 視能訓練士とは，[8 　　　　　　　] の免許を受け，医師の指示の下に，両眼視機能の回復のために矯正訓練・検査を業とする者である．

6 義肢装具士法

- 義肢装具士とは，[9 　　　　　　　] の免許を受け，医師の指示の下に，義肢・装具の採型・製作を業とする者である．

7 地域保健に関する法律

1 地域保健法

- 地域保健法は，地域住民の健康の保持・増進に寄与することを目的としている.
- [¹　　　　　　] は，都道府県，政令指定都市や中核市，特別区が設置する. 保健所の所管区域は，医療法の [²　　　　　] 医療圏を考慮して設定される.
- 保健所には，医師である保健所長（例外的に歯科医師も可）の下に専門職員が配置されている.
- [³　　　　　　　　　　　　　　] は，市町村が設置することができる.
- [⁴　　　　　　　] は，地域保健対策に関わる人材確保の支援計画を定めることができる.

2 健康増進法

- 健康増進法は，国民の健康の増進を図るための措置を講じ，国民 [⁵　　　　　　] の向上を図ることを目的としている.
- [⁶　　　　　　] は，国民の健康の増進の総合的な推進を図るための基本方針を定める. これは [⁷　　　　　　]（～2023 年度は第二次）に該当する.
- 都道府県は，国の基本方針を勘案して都道府県 [⁸　　　　　　　] を定め，市町村は，国の基本方針と都道府県健康増進計画を勘案して市町村 [⁹　　　　　　] を定めるように努めなければならない.
- 厚生労働大臣は，国民の身体の状況，栄養摂取量や生活習慣の状況を明らかにするため，[¹⁰　　　　　・　　　　　　　] を行う.
- 厚生労働大臣は，国民健康・栄養調査などの結果に基づき，[¹¹　　　　　　] を定める.
- [¹²　　　　　　] は，健康教育や健康相談，[¹³　　　　　　] 検診，骨粗鬆症検診，肝炎ウイルス検診，がん検診などの健康増進事業を実施する.
- 学校・病院・飲食店などの多数の者が利用する施設の管理者は，[¹⁴　　　　　　] を防止するために必要な措置を講じるように努めなければならない.
- 乳幼児用・病者用・えん下困難者用食品や特定保健用食品などの [¹⁵　　　　　　] が規定されている.

3 母子保健法

- 母子保健法は，母子の健康の保持・増進を図るため，保健指導や健康診査などを講じ，国民保健の向上に寄与することを目的としている．
- [16　　　　　　　　]は，1歳6か月児健康診査と3歳児健康診査を行わなければならない．
- 妊娠した者は，速やかに[17　　　　　　　　　]に妊娠の届出を行わなければならない．
- [18　　　　　　　]は，妊娠の届出者に[19　　　　　　　　]を交付しなければならない．
- [20　　　　　　]g未満の乳児を出生した場合は，保護者は速やかに市町村に届け出なければならない．
- 市町村は，入院が必要な未熟児（[21　　　　　　　]g以下）に[22　　　　　　　]医療の給付を行う．

4 学校保健安全法

- 学校保健安全法は，学校における[23　　　　　　　　　]と安全管理に必要な事項を定め，学校教育の円滑な実施と成果の確保を目的としている．
- 学校は，児童生徒と職員の健康診断や環境衛生管理などの計画を策定・実施しなければならない．これを[24　　　　　　　　　]という．
- 市町村の教育委員会は，[25　　　　　　　　　　　　　]を行わなければならない．小学校就学予定者に対して就学[26　　　　　　　　]か月前までに行われる．
- 学校は，[27　　　　　　　　]を行わなければならない．毎学年[28　　　　　　]月30日までに行われ，その結果に基づいて，疾病の予防処置や治療の指示などの事後措置が行われる．
- 学校の設置者は，毎学年の定期に[29　　　　　　　　]を行わなければならない．
- すべての学校は学校医を置き，大学以外の学校は[30　　　　　　　]と学校薬剤師を置く．

5 労働安全衛生法

- 労働安全衛生法は，職場における労働者の安全と健康を確保し，快適な職場環境の形成を促進することを目的としている．
- 常時50人以上の労働者を使用する事業場では，衛生管理者と産業医の配置が必要である．[31　　　　　　　　]は，衛生に関する技術的事項を管理する．[32　　　　　　]は，労働者の健康管理を行い，事業者に対して必要な勧告ができる．
- 事業者は，労働者に対して健康診断を行わなければならない．[33　　　　　　　　]として，雇入時の健康診断，定期健康診断，特定業務従事者の健康診断，海外派遣労働者の健康診断などが規定されている．
- 事業者は，有害な業務に従事する労働者に対して[34　　　　　　　]を行わなければならない．歯科医師による特殊健康診断が必要な業務として，[35　　　　　]や[36　　　　　　]などを扱う業務が規定されている．
- 事業所における労働者の健康保持増進のための[37　　　　　　　　　　　]〈THP〉指針が定められている．

8 歯科口腔保健の推進に関する法律〈歯科口腔保健法〉

- 歯科口腔保健の推進に関する法律の目的は，歯科口腔保健の推進に関する施策を総合的に進め，[¹　　　　　　　　　]の向上に寄与することである．

- 歯科口腔保健の推進に関する施策は，国民が生涯にわたって歯科疾患の[²　　　　　　]に取り組み，保健・医療・福祉関係者の協力を得て進めることを基本理念としている．

- 国と地方公共団体は，歯科口腔保健に関する知識の普及，定期的な[³　　　　　　　]受診の勧奨，障害者などの定期的な[⁴　　　　　　　　]受診の施策，歯科疾患予防の措置，口腔の健康に関する調査・研究の推進などを講じる．

- 都道府県と保健所設置市・特別区は，[⁵　　　　　　　　　　　　　]を設置することができる．このセンターは，歯科医療従事者に対する情報提供や研修実施などを行う．

9 薬事に関連する法律

1 医薬品，医療機器等の品質，有効性及び安全性に関する法律〈医薬品医療機器等法〉

- 医薬品医療機器等法は，医薬品・医薬部外品・医療機器などの品質・有効性・安全性の確保を行うこと，保健衛生上の危害の発生・拡大の防止のために規制を行うこと，研究開発の促進のために措置を講じることによって，[¹　　　　　　　　]の向上を図ることを目的としている.

- [²　　　　　　]とは，日本薬局方に収められ，疾病の診断・治療・予防に使用され，身体の構造・機能に影響を及ぼす物である.

- [³　　　　　　　]とは，人体に対する作用が緩和な物であり，フッ化物配合歯磨剤などが含まれる.

- [⁴　　　　　　]とは，人の身体を清潔にし，美化し，魅力を増し，容貌を変え，皮膚・毛髪を健やかに保つために，身体に塗擦・散布などの方法で使用される物で，人体に対する作用が緩和な物である.

- [⁵　　　　　　]とは，疾病の診断・治療・予防に使用され，身体の構造・機能に影響を及ぼす機械・器具などである. 副作用や機能障害が生じた場合のリスクの程度に応じて，高度管理医療機器，管理医療機器，一般医療機器に区分される. 歯科用インプラントなどの侵襲性の高い品目は[⁶　　　　　　　　　　　　]，歯科用金属材料などの生体組織と接触する品目は[⁷　　　　　　]に該当する.

- [⁸　　　　　　]とは，人・動物の細胞に培養などの加工を施した物や細胞に導入された物である.

- 医師・歯科医師による処方せんが必要な医薬品を[⁹　　　　　　]という. 処方せんを必要としない医薬品は，薬剤師による対面販売が必要な[¹⁰　　　　　　]と必要でない[¹¹　　　　　　]に区分される. 一般用医薬品は，[¹²　　　　　　　　　　　]販売が認められており，副作用が生じた場合のリスクの程度に応じて，第一類医薬品，第二類医薬品，第三類医薬品に区分される.

- 抗がん剤などの[¹³　　　　　　]は，容器・被包に，黒地に白枠・白字で品名と「毒」の文字が記載されていなければならない. また，麻酔薬などの[¹⁴　　　　　　]は，白地に赤枠・赤字で品名と「劇」の文字が記載されていなければならない.

- 医師・歯科医師などの医薬関係者や製造販売業者は，副作用が疑われる疾病・障害・死亡などの発生を知った際，[¹⁵　　　　　　]に報告しなければならない.

2 その他

- 毒物及び劇物取締法，麻薬及び向精神薬取締法，大麻取締法，あへん法，覚せい剤取締法などが存在する.

■ 1 食品衛生法

- 食品衛生法は，飲食に起因する衛生上の危害の発生を防止し，国民の健康を保護することを目的としている.
- [1　　　　　　　] 患者を診断した医師は，直ちに [2　　　　　　　　　] に届け出なければならない.

■ 2 感染症の予防及び感染症の患者に対する医療に関する法律〈感染症法〉

- 感染症の予防及び感染症の患者に対する医療に関する法律〈感染症法〉は，感染症の発生予防と蔓延防止を図り，公衆衛生の向上・増進を図ることを目的としている.
- 感染症を [3　　　　　] 類から [4　　　　　] 類感染症，新型インフルエンザ等感染症，指定感染症，新感染症に区分し規定している.
- 一類感染症は，エボラ出血熱やクリミア・コンゴ出血熱など，二類感染症は，[5　　　　　] や重症急性呼吸器症候群〈SARS〉など，三類感染症は，細菌性赤痢や腸管出血性大腸菌感染症など，四類感染症は，黄熱やマラリアなど，五類感染症は，インフルエンザ（鳥インフルエンザ・新型インフルエンザを除く），梅毒，後天性免疫不全症候群〈AIDS〉や新型コロナウイルス感染症などが該当する.

■ 3 廃棄物の処理及び清掃に関する法律〈廃棄物処理法〉

- 廃棄物処理の責任は，一般廃棄物が [6　　　　　　]，産業廃棄物が [7　　　　　　　　] にある.
- 産業廃棄物の排出事業者は，[8　　　　　　　　　] を交付しなければならない. 管理票交付者は [9　　　　　] 年間保存しなければならない.
- 歯科医師・歯科衛生士は，排出事業者における [10　　　　　　　　　　　　　　] 責任者となることができる.

11 社会保障と社会保険

- わが国の社会保障制度は，憲法第 [¹　　　　　　] 条が基礎となっている．その第一項は，「国民は，[²　　　　　　] で [³　　　　　　] な最低限度の生活を営む権利を有する」と，国民の [⁴　　　　　] を定めている．第二項は，「国は，すべての生活部面について，[⁵　　　　　　　]，[⁶　　　　　　　] 及び公衆衛生の向上及び増進に努めなければならない」と，国の [⁷　　　　] を保障する義務を定めている．

- 社会保障制度は具体的に，①[⁸　　　　　　　]，②[⁹　　　　　　　]・③公的扶助（生活保護），④保健医療・公衆衛生の４つの方法に分類できる．

- 社会保険とは，社会保障制度の１つで，共通の社会的リスク（疾病，負傷，死亡，老齢，失業など）に対して保険的方法によって [¹⁰　　　　　　　] するものである．

- わが国の社会保険の種類は，①医療保険，②介護保険・③年金保険，④雇用保険，⑤労働者災害補償保険の５つがある．特徴として，ⅰ）国民が強制的に加入する [¹¹　　　　　　　]，ⅱ）行政の管理，ⅲ）[¹²　　　　] に応じた保険料などが挙げられる．

12 医療保険

1 医療保険の種類

- 医療保険は，[¹   ]の１つで，業務以外での理由による疾病・負傷の際，保険医療機関を自由に選び（フリーアクセス），医療の[²   ]給付を受けることができる．

- 被保険者本人だけでなく，被扶養者（家族）も同様の給付が受けられる．

- 医療保険の種類は，ⅰ）[³   ]保険である被用者保険，ⅱ）[⁴   ]保険である国民健康保険，ⅲ）75歳以上の高齢者を対象とした後期高齢者医療制度に大別される．

1）職域保険

- 職域保険は，一般の被用者を対象とした[⁵   ]，特定職域の被用者を対象とした船員保険と各種[⁶   ]がある．

- 2021（令和3）年3月末現在，被用者保険全体の加入者数は約7,764万人である．

- [⁷   ]が保険者となり，中小企業の被用者とその被扶養者をカバーするものを[⁸   ]〈協会けんぽ〉といい，根拠法は健康保険法で，2021（令和3）年3月末現在の加入者数は約4,030万人である．

- [⁹   ]が保険者となり，大企業が単独あるいは集合して被用者とその被扶養者をカバーするものを[¹⁰   ]〈組合健保〉といい，根拠法は健康保険法で，2021（令和3）年3月末現在の保険者数は1,388，加入者数は約2,868万人である．

- 全国健康保険協会管掌健康保険〈協会けんぽ〉と組合管掌健康保険を併せた加入者数は，2021（令和3）年3月末現在で約6,898万人である．

- 船員保険は，船員保険法に基づく被用者保険で，[¹¹   ]が保険者となり，船員とその被扶養者を対象としている．2021（令和3）年3月末現在の加入者数は約12万人である．

- 共済組合は，各種共済組合の各法（国家公務員共済組合法・地方公務員等共済組合法・私立学校教職員共済組合法）に基づく被用者保険で，[¹²   ]や私立学校の教職員とその被扶養者を対象としている．2021（令和3）年3月末現在の加入者数は約855万人である．

2）地域保険

- 国民健康保険は，自営業者，被用者保険の適用を受けない事業所の従業員，在留期間が一定以上の外国人などを対象としている．根拠法は国民健康保険法で，2021（令和3）年3月末現在の加入者数は約2,890万人である．

	一般・低所得者	一定以上の所得者	現役並みの所得者
75 歳以上	1 割	2 割	3 割
70 歳以上 75 歳未満	2 割		
義務教育就学後（6 歳）から 70 歳未満	3 割負担		
義務教育就学前	2 割負担		

図 3　医療の一部負担（自己負担）割合（「保健・医療・福祉の制度」p.112）　（2022 年現在）

- 国民健康保険の保険者は，[¹³　　　　　　　　　]と[¹⁴　　　　　　　　　]・特別区である．その他に，同業種（医師・歯科医師・弁護士など）で設立される[¹⁵　　　　　　　　　　　　　　　　　　]がある．
- 都道府県と市町村・特別区が保険者としての役割を分担しており，[¹⁶　　　　　　　　　]が財政運営の責任主体となり，[¹⁷　　　　　　]・特別区が資格の管理や保険料の徴収などを行う．

3）後期高齢者医療制度

- [¹⁸　　　　　　　　　　　　　　]〈高齢者医療確保法〉に基づいて運用され，運営主体（保険者）は都道府県単位で全市町村が加入する[¹⁹　　　　　　　　　　　　]である．
- 被保険者は，[²⁰　　　　　]歳以上の者と障害などで広域連合の認定を受けた 65〜74 歳の者で，2021（令和 3）年 3 月末現在の加入者数は約 1,806 万人である．
- 医療給付の一部負担（自己負担）は，[²¹　　　　　　]割（一定以上の所得者は 2 割，現役並みの所得者は 3 割）である．

② 医療保険の仕組みと診療報酬

- 健康保険法に，健康保険を運営する[²²　　　　　　]，保険に加入する[²³　　　　　　　]，保険診療や調剤に従事する[²⁴　　　　　]や保険薬剤師の登録，[²⁵　　　　　　　]や保険薬局の指定などが規定されている．
- 保険診療を行えるのは，[²⁶　　　　　　　]が指定した保険医療機関において，[²⁷　　　　　　　]の登録を受けた保険医（医師・歯科医師）でなければならない．
- 被保険者に対して，[²⁸　　　　　　]の給付や入院時食事療養費・保険外併用療養費・療養費などの支給，傷病手当金・出産育児一時金・出産手当金などの支給が行われる．
- 療養の給付に要する費用を[²⁹　　　　　　　]という．診療報酬点数表に診療行為ごとの点数が定められており，これに従って提供した診療行為に応じて算定（1 点 10 円）する．保険医療機関は，患者ごとに[³⁰　　　　　　　　　　]〈レセプト〉を作成し，診療報酬を請求する．
- 一部負担金とは，療養の給付に要する費用のうち，自己負担する額である．原則[³¹　　　　]割で，年齢によって[³²　　　　]割（義務教育就学前の者や 70〜74 歳の者）や[³³　　　　　]割（75 歳以上の者）となる（**図 3**）．

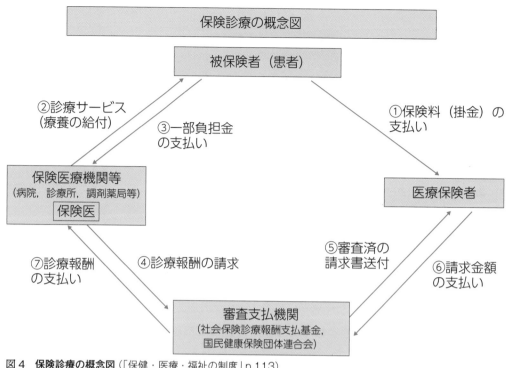

図4　保険診療の概念図 (「保健・医療・福祉の制度」 p.113)

3 審査支払機関

- 審査支払機関は，保険医療機関から提出された [34　　　　　　　　　　　　] 〈レセプト〉
  の審査と診療報酬の支払を行う (図4).
- 審査支払機関には，健康保険などの職域保険の診療報酬請求の審査・支払を行う
  [35　　　　　　　　　　] と，国民健康保険や後期高齢者医療制度の診療報酬請求の
  審査・支払を行う [36　　　　　　　　　　] がある.

4 高齢者の医療の確保に関する法律〈高齢者医療確保法〉

- 高齢者の医療の確保に関する法律は，ⅰ) [37　　　　　　　　　] 計画，ⅱ) [38　　　　　　　] ・
  [39　　　　　　　　] の実施，ⅲ) 後期高齢者医療制度などを規定し，国民保健の向上と高齢者の福
  祉の増進を目的としている.
- 医療費適正化計画は，国と [40　　　　　　　] が6年ごとに策定する.
- 特定健康診査は，医療保険者が [41　　　　] 歳以上 [42　　　　　　] 歳未満の被保険者・被扶養
  者に実施する，[43　　　　　　　　　　] 〈内臓脂肪症候群〉に着目した健康診査であ
  る．健診結果の通知を行い，健康の保持に努める必要がある者に [44　　　　　　　　　] を実施する.

13 介護保険と地域包括ケアシステム

1 介護保険の概要と保険者・被保険者

- 介護保険は，[¹ 　　　　　　　　　] の 1 つで，介護保険法に基づいている.
- 保険者は，[² 　　　　　　] ・[³ 　　　　　　] である.
- 被保険者は，第 1 号被保険者が [⁴ 　　　　　] 歳以上の者，第 2 号被保険者が [⁵ 　　　　　] 歳以上 [⁶ 　　　　　] 歳未満の医療保険加入者である.

2 要介護認定

- 要介護認定は，[⁷ 　　　　　　　　　　　　　] が保険給付の必要性や要介護度を審査・判定する.
- 認定の区分は，ⅰ）非該当，ⅱ）[⁸ 　　　　　] 1〜2，ⅲ）[⁹ 　　　　　] 1〜5 の 8 区分である. 要支援者には [¹⁰ 　　　　　　　] が，要介護者には [¹¹ 　　　　　　　] が [¹² 　　　　　] 給付される.
- 認定の申請は，[¹³ 　　　　　　　] が市町村に相談・申請する. 市町村は，調査員による心身の状況などの訪問調査を行い，その結果をコンピュータが推計して [¹⁴ 　　　　　　　] を行う. また，[¹⁵ 　　　　　　] から意見書を求め，訪問調査結果とともに介護認定審査会による [¹⁶ 　　　　　　　] を行う.

3 介護サービスと介護報酬

1）介護・予防サービスの利用

- 要介護認定に応じて，一般的に [¹⁷ 　　　　　　　] といわれる居宅サービス計画・施設サービス計画を作成する. 実際には，居宅介護支援事業者や施設の [¹⁸ 　　　　　　　]〈ケアマネジャー〉が作成・連絡調整を担う.
- 一部負担（自己負担）は，原則 [¹⁹ 　　　　　] 割（一定以上の所得者は 2・3 割）である.

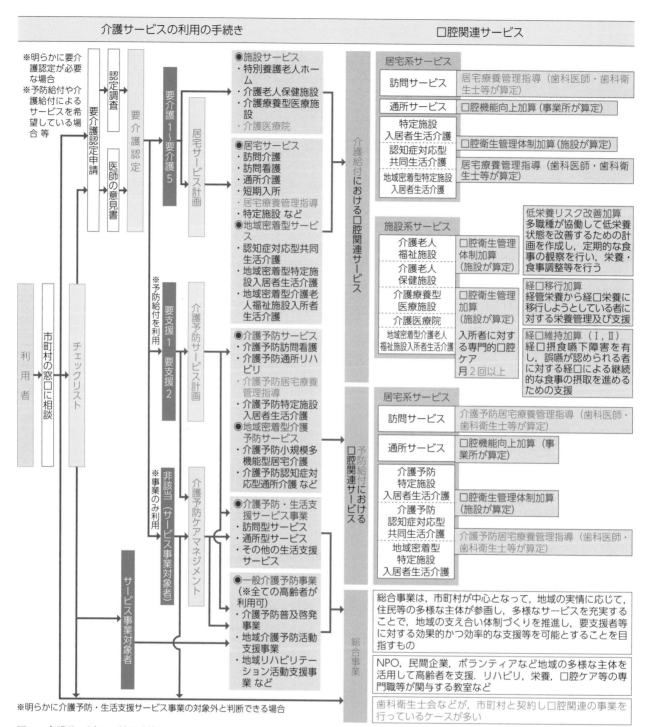

図5 介護サービスの利用手続き（最新歯科衛生士教本「歯科衛生士と法律・制度 第3版」p.110）

2）介護・予防サービスの種別（図5）

- 介護給付サービスは，要介護1〜5と認定された者が利用できるサービスで，ⅰ）[20　　　　　　　　]サービス（訪問介護，通所介護，短期入所生活介護，居宅療養管理指導など），ⅱ）[21　　　　　　　　]サービス（介護老人福祉施設，介護老人保健施設，介護療養型医療施設，介護医療院），ⅲ）[22　　　　　　　　]サービスがある．

- [23　　　　　　　　　　　　　　]（特別養護老人ホーム）は，要介護者のための生活施設である（老人福祉法・介護保険法）．

- [24　　　　　　　　　　　　　　]は，要介護者にリハビリテーションなどを提供し，在宅復帰を目指し在宅療養支援を行う施設である（介護保険法）．

- [25   ] は，介護療養型医療施設（介護療養病床）の受け皿として 2018（平成 30）年に新設された，要介護高齢者の長期療養・生活施設である（介護保険法）.
- 予防給付サービスは，要支援 1～2 と認定された者が利用できるサービスで，[26   ] サービスと [27   ] サービスがある.

3）居宅療養管理指導

- 居宅療養管理指導は，医師・[28   ]・薬剤師・[29   ]・管理栄養士が要介護者を訪問し，療養上の管理・指導を行う介護給付サービスである.

4）介護支援専門員〈ケアマネジャー〉

- 介護支援専門員〈ケアマネジャー〉は，介護保険法に規定されており，介護サービスに関する専門的な知識・技術を有する者として，[30   ] から介護支援専門員証の交付を受けた者である.

4 費用負担の仕組み

- 財源構成は，一部負担金を除く 50％が [31   ]，50％が [32   ] である．その公費は，国が全体の 25％，都道府県と市町村が 12.5％ずつであり，保険料は，第 1 号保険料が 23％，第 2 号保険料が 27％となっている.
- 保険料の徴収は，第 1 号保険料が [33   ] からの徴収，第 2 号保険料が医療保険者の徴収である.

5 地域包括ケアシステム（図 6）と地域包括支援センター（図 7）

- 地域包括ケアシステムは，重度な要介護状態となっても住み慣れた地域で自分らしい暮らしを人生の最後まで続けることができるよう，[34   ]・[35   ]・介護 [36   ]・[37   ]・[38   ] が包括的に確保される体制（システム）である.
- 地域包括ケアシステムは，30 分以内に必要なサービスが提供される [39   ] を基本単位としている.

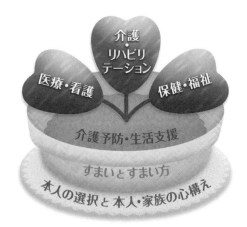

図 6　地域包括支援センターの「植木鉢」
（「保健・医療・福祉の制度」p.80）

II編　保健・医療・福祉の制度

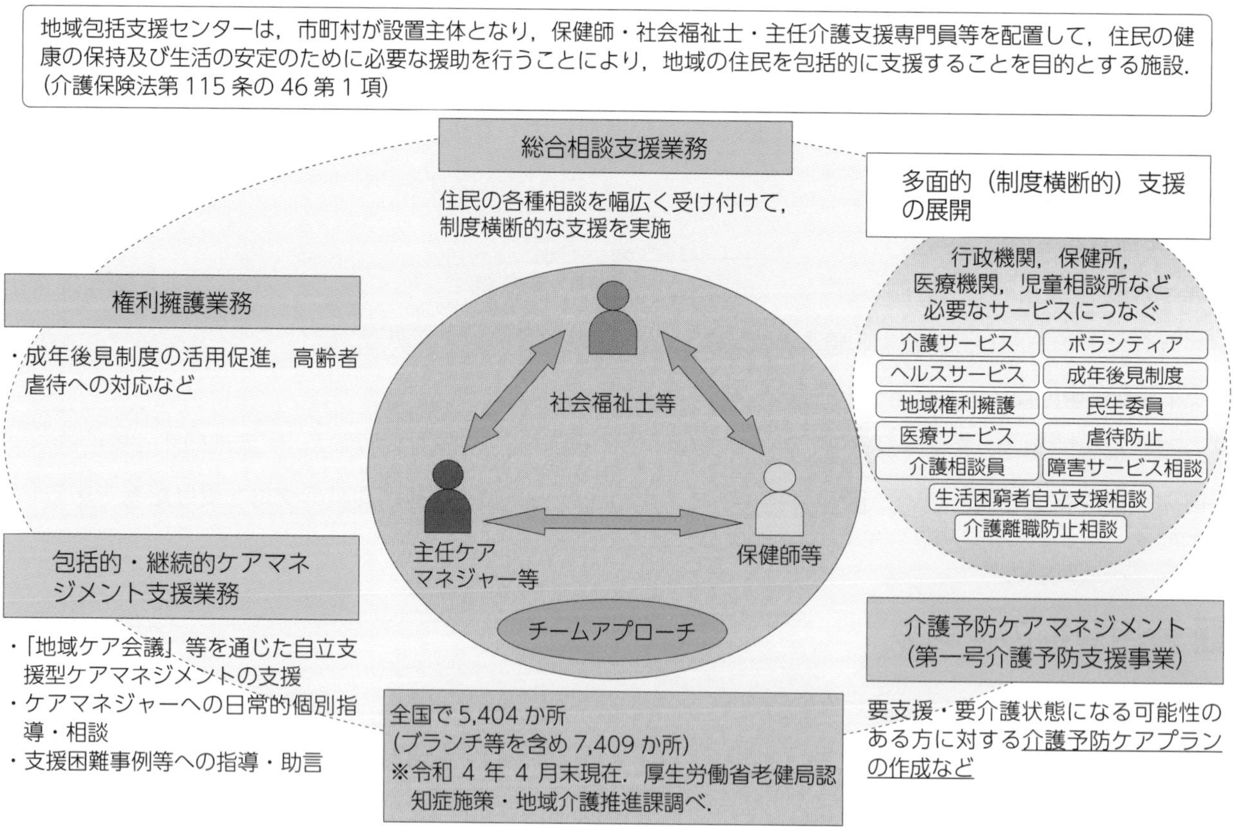

図7 地域包括支援センターについて

地域包括支援センターは，市町村が設置主体となり，保健師・社会福祉士・主任介護支援専門員等を配置して，住民の健康の保持及び生活の安定のために必要な援助を行うことにより，地域の住民を包括的に支援することを目的とする施設．（介護保険法第115条の46第1項）

- 地域包括支援センターは，介護保険法に規定されている施設で，[40　　　　　　　]・特別区が設置主体となり，社会福祉士・[41　　　　　　　]・主任[42　　　　　　　　　　]の3専門職種を配置している．その中で，ⅰ）総合相談支援，ⅱ）高齢者虐待の防止・早期発見などの[43　　　　　　　　　]，ⅲ）[44　　　　　　　　　　　]，ⅳ）包括的・継続的ケアマネジメント支援の4つの事業を担っている．
- 地域包括支援センターにおいて，多職種協働による[45　　　　　　　　　]会議が開催されている．

14 年金保険

- わが国の年金保険は，将来に訪れる老齢・死亡などによる経済的困窮に対して，老齢年金や遺族年金などが給付される制度である.

- [¹　　　　　　] 歳以上の全国民が保険料を支払い，一定年齢に達した際に基礎年金が支給される [²　　　　　　　　] と，[³　　　　　　　] が所得に応じた保険料を支払い，所得に応じて年金が支給される [⁴　　　　　　　] に大別される.

- 老齢年金は，2 階建てといわれる構造になっており，1 階部分の [⁵　　　　　　　　　] を基礎として，2 階部分の [⁶　　　　　　　] は基礎年金の上乗せとして支給される (**図 8**).

○現役世代は全て国民年金の被保険者となり，高齢期となれば，基礎年金の給付を受ける.（1 階部分）
○民間サラリーマンや公務員等は，これに加え，厚生年金保険に加入し，基礎年金の上乗せとして報酬比例年金の給付を受ける.（2 階部分）
○また，希望する者は，iDeCo（個人型確定拠出年金）等の私的年金に任意で加入し，さらに上乗せの給付を受けることができる.（3 階部分）

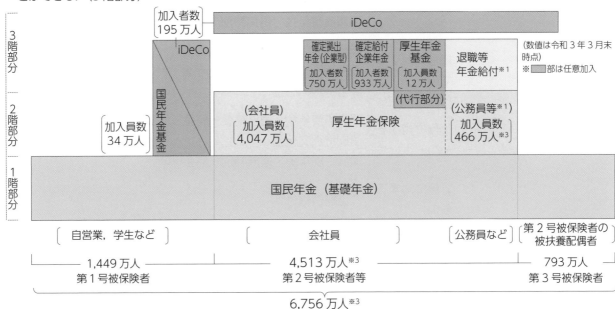

図 8　公的年金制度の仕組み（「保健・医療・福祉の制度」p.124）
※¹ 被用者年金制度の一元化に伴い，平成 27 年 10 月 1 日から公務員及び私学教職員も厚生年金に加入. また，共済年金の職域加算部分は廃止され，新たに退職等年金給付が創設. ただし，平成 27 年 9 月 30 日までの共済年金に加入していた期間分については，平成 27 年 10 月以後においても，加入期間に応じた職域加算部分を支給.
※² 第 2 号被保険者等とは，厚生年金被保険者のことをいう（第 2 号被保険者のほか，65 歳以上で老齢，または，退職を支給事由とする年金給付の受給権を有する者を含む）.

15 労働法規と労働保険

1 雇用保険

- 労働者が失業した場合や雇用の継続が難しい事態が起こった場合などに保険給付が支給される.

2 労働者災害補償保険

- 労働者が業務上や通勤途中に疾病・障害・死亡などに陥った場合, 被災した労働者やその遺族に保険給付を行う制度である (**表 1**).
- 保険料は, [¹   ] が全額負担する.

表 1　労働者災害補償保険給付の概要

負傷・疾病に対するもの	療養補償給付 休業補償給付・休業特別支給金 傷病補償年金・傷病特別支給金
障害に対するもの	障害補償年金・障害補償一時金 障害特別支給金・障害特別年金・障害特別一時金
遺族に対するもの	遺族補償年金・遺族補償一時金 遺族特別支給金 遺族特別年金・遺族特別一時金
介護に対するもの	介護補償給付
葬祭に対するもの	葬祭料
二次健康診断に対するもの	二次健康診断等給付
社会復帰促進等事業	社会復帰促進事業 被災労働者等援護事業 安全衛生確保事業

（「歯科衛生士のための衛生行政・社会福祉・社会保険 第 10 版」
p.97 参照）

16 社会福祉

1 社会福祉行政

• 社会福祉とは，[¹　　　　　　　　　　] の１つで，生活困窮者・障害者・児童などが自立して能力を発揮できるように，給付や援助を行うことである.

• 福祉事務所は，福祉行政全般の窓口で，[²　　　　　　　　　] や [³　　　　　　　　　　] の対応を行う.

2 生活保護と法規

• 生活保護は，[⁴　　　　　　　　] 法に規定されており，生活に困窮する国民に必要な保護を行い，健康で文化的な最低限度の生活を保障し，その [⁵　　　　　　] を助長する制度である.

• 保護の種類は，ⅰ) 生活扶助，ⅱ) 教育扶助，ⅲ) 住宅扶助，ⅳ) 医療扶助，ⅴ) 介護扶助，ⅵ) 出産扶助，ⅶ) 生業扶助，ⅷ) 葬祭扶助の８つである.

• 医療扶助は，医療保険の給付内容とほとんど同様で，疾病・負傷に対して [⁶　　　　　　] 給付される.

• 医療扶助を受ける場合は，[⁷　　　　　　　　　　] に申請して医療券の交付を受け，生活保護指定医療機関を受診する. その際，費用は自己負担がない.

• 介護扶助は，介護保険とほとんど同様の介護サービスが [⁸　　　　　　] 給付される.

3 児童と家庭の福祉制度と法規

• 児童福祉法は，[⁹　　　　　　　]，児童厚生施設，児童養護施設などの児童福祉施設，児童相談所などを定めている.

• 児童相談所は，都道府県と政令市に設置義務があり，児童に対する相談・指導などを実施している. また，[¹⁰　　　　　　　　] に対する中心的な対応機関で，必要に応じて児童の [¹¹　　　　　　　　　　] を行う.

4 障害者の福祉制度と法律

- 障害者の日常生活及び社会生活を総合的に支援するための法律（障害者総合支援法）は，障害者・児の福祉の増進を図り，障害の有無にかかわらず相互に人格と個性を尊重し安心して暮らせる[12   ]の実現を目的としている．
- 自立支援医療として，ⅰ）18歳未満の身体障害児に対する[13   ]医療，ⅱ）18歳以上の身体障害者に対する[14   ]医療，ⅲ）精神通院医療の3つが規定されている．

5 高齢者の福祉制度と法律

- 老人福祉法は，老人福祉施設として，養護老人ホーム・特別養護老人ホーム・軽費老人ホームなどの入所施設，老人福祉センターなどの通所施設を定めている．
- 特別養護老人ホームは，介護保険の[15   ]サービスを受ける者を入所させ，養護を目的とする施設である．

17 医療の動向

1 国民の健康状態と受療状況

- 2020 (令和2) 年10月の調査日に全国の医療施設で受療した推計患者数は，[¹　　　　　　　] が1,211.3 千人，[²　　　　　　　] が7,137.5千人である．
- 外来の推計患者数を施設の種類別にみると，歯科診療所が1,332.1千人である．

2 医療施設

- 2021 (令和3) 年10月1日現在における全国の医療施設は180,396施設で，前年に比べ1,672施設増加している．
- 病院は8,205施設，一般診療所は104,292施設，歯科診療所は[³　　　　　　] 施設である．

3 医療従事者

- 就業 [⁴　　　　　　　　　] 数が届出 [⁵　　　　　　　　　] 数を上回り，近年は増加傾向にある (**図9**)．

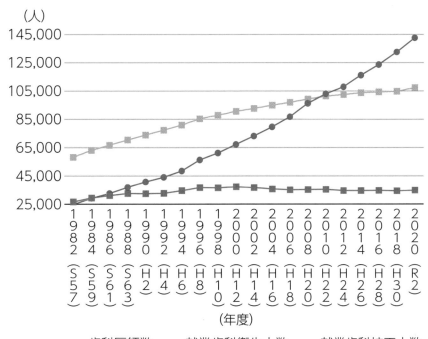

図9　歯科医療従事者数の推移（「保健・医療・福祉の制度」p.146）

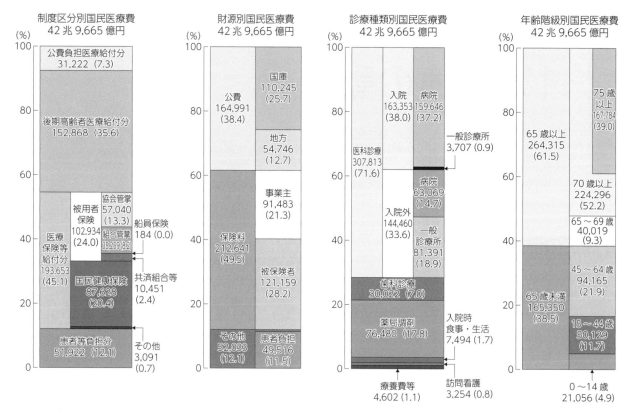

注：1) 括弧なし数値は推計額（単位：億円），括弧内の数値は構成割合（単位：%）である．
　　2) 制度区分別国民医療費は令和2年度内の診療についての支払確定額を積み上げたものである（ただし，患者等負担分は推計値である）．

図10　2020（令和2）年度国民医療費の構造（「保健・医療・福祉の制度」p.149）

4 国民医療費

1）国民医療費の範囲と動向

- 国民医療費は，当該年度内の医療機関における傷病の治療に要する費用を推計したものである．診療費だけでなく，入院時食事療養費や療養費などが含まれるが，正常な妊娠・分娩に要する費用，[6 　　　　　　　　　]や予防接種（個人的に行うもの）に要する費用などは計上されない．

- 国民医療費は，2020（令和2）年度は[7 　　　　　　　　]億円である．また，同年度の人口1人当たり国民医療費は，[8 　　　　　　　　]円である．

2）制度区分別国民医療費（図10）

- 制度区分別では，[9 　　　　　　　　　　]等給付分は19兆3,653億円（構成割合45.1%），後期高齢者医療給付分は15兆2,868億円（35.6%），患者等負担分は5兆1,922億円（12.1%）である．

3）財源別国民医療費（図10）

- 財源別では，[10 　　　　　　]分は16兆4,991億円（38.4%），[11 　　　　　　]分は21兆2,641億円（49.5%）である．

4）診療種類別国民医療費（図10）

- 診療種類別では，[12 　　　　　　]医療費は30兆7,813億円（71.6%），[13 　　　　　　　　]医療費は3兆22億円（7.0%），薬局調剤医療費は7兆6,480億円（17.8%）である．

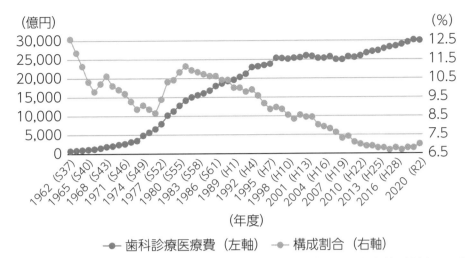

図11　国民医療費における歯科診療医療費の構成割合の年次推移（「保健・医療・福祉の制度」p.151）

5) 年齢階級別国民医療費（図10）

• 年齢階級別では，0〜14歳は2兆1,056億円（4.9%），15〜44歳は5兆129億円（11.7%），45〜64歳は9兆4,165億円（21.9%），65歳以上は26兆4,315億円（61.5%）である．さらに，歯科診療医療費に限ると，65歳以上は1兆1,830億円（歯科診療医療費の39.4%）である．

6) 歯科診療医療費の推移（図11）

• 歯科診療医療費は，1996（平成8）年まで増加傾向が続いたが，それ以降，2010（平成22）年まで2兆5千億円台でほぼ横ばいが続き，近年は［14　　　　　　　　］傾向に転じている．

III編

歯・口腔の健康と予防に関わる人間と社会の仕組み 3

保健情報統計学

■参考文献
・全国歯科衛生士教育協議会監修：歯科衛生学シリーズ　歯・口腔の健康と予防に関わる人間と社会の仕組み3　保健情報統計学．医歯薬出版，東京，2023.

歯・口腔の健康と予防に関わる
人間と社会の仕組み 3

保健情報統計学

1. 国家統計調査
2. 疫学
3. 保健情報の分析手順
4. 歯科疾患の指数
5. 保健統計の方法

1 国家統計調査

1 統計法による分類

[¹   ] 統計：公的統計のうち行政機関が作成し，総務大臣が重要なものとして指定した統計．

[²   ] 統計：基幹統計以外の統計．

2 口腔保健関連の主な国家統計

1) 国勢調査

QRコードにスマホやタブレットをかざすと各統計調査のサイトにつながります.

- 分類：[³   ] 統計
- 実施周期：[⁴   ] 年ごと
- 調査対象：[⁵   ] 者

2) 人口動態統計

- 分類：[⁶   ] 統計
- 実施周期：[⁷   ] 年ごと（概要は，[⁸   ] 集計されている）
- 調査対象：[⁹   ] 者

3) 患者調査

- 分類：[¹⁰   ] 統計
- 実施周期：[¹¹   ] 年ごと
- 調査対象：全国の [¹²   ] 者

4）医師・歯科医師・薬剤師統計

- 分類：[¹³　　　　　　] 統計
- 実施周期：[¹⁴　　　　　] 年ごと
- 調査対象：全国の [¹⁵　　　　　　　] している [¹⁶　　　　　]，[¹⁷　　　　　　]，[¹⁸　　　　　　].

5）衛生行政報告例

- 分類：[¹⁹　　　　　　] 統計
- 実施周期：[²⁰　　　　　] 年ごと（[²¹　　　　　　] 集計されている項目もある）
- 調査対象：[²²　　　　　]，[²³　　　　　　] および [²⁴　　　　　]

6）国民生活基礎調査

標本抽出は p.174 を参照してみましょう.

- 分類：[²⁵　　　　　] 統計
- 実施周期：[²⁶　　　　　] 年ごと（[²⁷　　　　　　] は小規模調査を実施している）
- 調査対象：全国の世帯および世帯員を対象とした抽出した標本

7）国民健康・栄養調査

- 分類：[²⁸　　　　　] 統計
- 実施周期：[²⁹　　　　　] 年ごと
- 調査対象：全国の世帯および世帯員を対象とした抽出した標本

8）食中毒統計

- 分類：[³⁰　　　　　] 統計
- 実施周期：[³¹　　　　　　] 年ごと
- 調査対象：食中毒患者，またはその死体

9）歯科疾患実態調査

- 分類：[³²　　　　　] 統計
- 実施周期：[³³　　　　　　] 年ごと
- 調査対象：全国の世帯および世帯員を対象とした抽出した標本

2 疫学

1 疫学の研究方法の分類 (図1, 2, 表1)

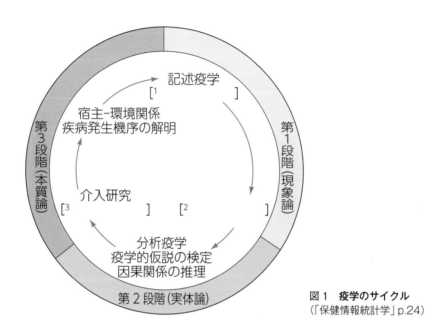

記述疫学
[¹   ]

宿主-環境関係
疾病発生機序の解明

第3段階（本質論）

第1段階（現象論）

介入研究
[³   ]   [²   ]

分析疫学
疫学的仮説の検定
因果関係の推理

第2段階（実体論）

図1　疫学のサイクル
（「保健情報統計学」p.24）

1）観察疫学

観察集団の健康状態，疾病発生状態，生活習慣，社会環境などを観察し，疾病の発生，予後等に関する要因を明らかにする手法.

(1) 記述疫学

集団における疾病分布に特徴を，「[⁴   ]」，「[⁵   ]」，「[⁶   ]」に関する正確な記述に基づき，疫学特性を解明し，発生要因に関する仮説の [⁷   ] を行うことを目的とする.

(2) 分析疫学

記述的研究などから得られた，仮説要因と疾病との関連を統計学的検討を含めて検証し，その要因の因果関係の推定を行う方法であり，仮説の [⁸   ] を主な目的とする.

2）介入研究

[⁹   ] に曝露要因を操作して，疾病の発生や予後に変化があるかどうかを観察し，その [¹⁰   ] との関連性を明らかにすることを目的としている.

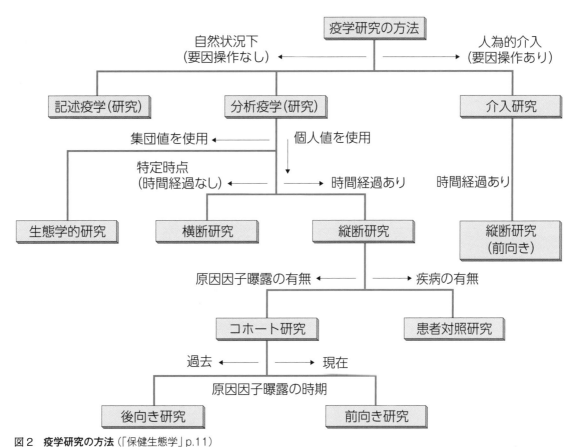

図2　**疫学研究の方法**（「保健生態学」p.11）

演習問題16

　う蝕のない12歳児200名を3年間追跡し「フッ化物塗布経験の有無」と「う蝕罹患」との関係を調べた結果を図に示す.

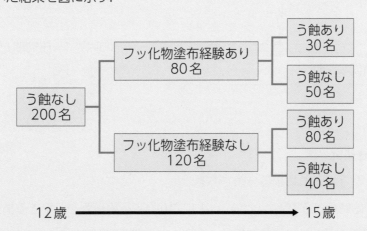

該当する疫学の研究方法はどれか.

a　介入研究

b　記述疫学

c　患者対照研究

d　コホート研究

答 [11　　　　　　]

表1　患者対照研究とコホート研究の比較（「保健情報統計学」p.29）　　　　　　　　　　※一般的な原則であり，例外もある.

	患者対照研究	前向きコホート研究	後向きコホート研究
[12　　　　　　　　　]	小さい	大きい	大きい
[13　　　　　　　　　]	短い	長い	短縮できる
[14　　　・　　　　　]	少ない	多い	中間
[15　　　　　　　　　]	有効	困難	特殊な集団で可能
[16　　　　　　　　　]	計算不可能	計算可能	計算可能
[17　　　　　　　　　]	推定値（オッズ比）	計算可能	計算可能
寄与危険度	計算 [18　　　　　]	計算可能	計算可能
[19　　　　　　　　]※	大きい	少ない	ときにあり
[20　　　　　　　　　]	低い	高い	中間

※[21　　　　　　　　　　　　　] （偏り）：測定の指標を真の値から歪めるもの. ここでいうバイアスとは，①研究対象が母集団を反映しない，②情報が正しくないなどをいう.

2 調査方法の分類

1）断面調査と縦断調査

- [22　　　　　　] 調査（横断調査）：ある時点（b）での状態をとらえて調査する方法.
- [23　　　　　　] 調査（追跡調査あるいはコホート調査）：同じ対象 [24　　　　　　　　] を引き続き経時的に追って観察する調査.

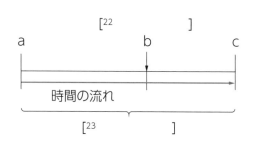

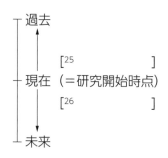

2）前向き研究と後向き研究

- 研究の [25　　　　　　] 的流れによる分類である.
- 前向き研究：研究開始時点から [26　　　　　　　] に向かって罹患情報を収集する調査.
- 後向き研究：疾患が発生した後に研究を始め，仮説とした曝露要因を [27　　　　　　　] にさかのぼって調査するもの.

3 有病と罹患

1）疫学指標

　　[28　　　　　　　　]，[29　　　　　　　　]，相対危険（度），寄与危険（度），オッズ比など.

2）有病

ある [30   ] でその疾病にかかっている状態をいう．一般的に，ある一時点の観察集団の中で
その疾病にかかっている人数の割合を有病率とよぶ．

3）罹患

特定された [31   ] に新たにその疾病にかかることをいう．累積罹患率は歯科の分野では発病
率とよばれ，特定された期間中に新たにその疾病にかかった人数を，期間開始時点の有病者を除いた罹
患危険人口で割ったものである．

演習問題 17　有病率の例

100 名の集団の中で，う蝕経験者が 60 名であった（ある一時点）．

う蝕有病率（またはう蝕有病者率）は，

$$\frac{ある一時点で目的とする疾病にかかっている人数}{観察集団の人数} \times 100$$

$$= \frac{[^{32}\qquad](人)}{[^{33}\qquad](人)} \times 100 = 60（\%）$$

演習問題 18　う蝕罹患率，う蝕累積罹患率（う蝕発病率）の例

1,000 名のう蝕経験のない者を 5 年間観察したら，300 名にう蝕が発生した．

う蝕罹患率は，

$$\frac{特定された期間中に新たにその疾病にかかった人数}{観察集団の各構成員の罹患危険期間の合計}$$

$$= \frac{[^{34}\qquad](人)}{1,000（人）\times 5（年）} = 0.06/年$$

（※年間 0.06 ではわかりにくいので，1,000 人をかけて「人口 1,000 人あたり年間
[35   ] 人」と表す場合もある）

う蝕累積罹患率（う蝕発病率）は，

$$\frac{特定された期間中に新たにその疾病にかかった人数}{観察開始時時点の有病者を除いた罹患危険人口} \times 100$$

$$= \frac{[^{36}\qquad](人)}{[^{37}\qquad](人)} \times 100 = 30（\%）$$

（※5 年間で発病率は 30％である）

3 保健情報の分析手順

1 母集団と標本抽出

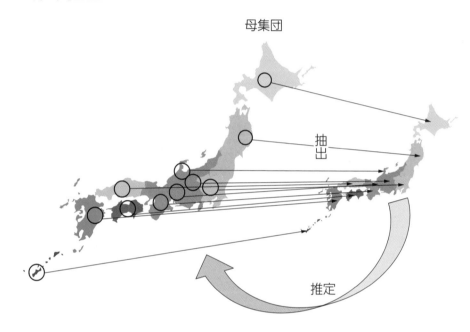

- 母集団すべてを調査する　→　[¹　　　　　　] 調査
- 対象の一部を抽出して調査する　→　[²　　　　　　] 調査

2 標本抽出法

1）有意抽出法

　母集団から調査者が [³　　　　　　] 的に標本を選び出す方法である.

2）無作為抽出法

　母集団から [⁴　　　　　　] に標本を選び出す方法である.

（1）単純無作為抽出法

　母集団に含まれるすべての個体が標本に選ばれるチャンスを

[⁵　　　　　　] もつようにする抽出法である.

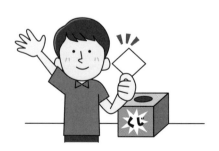

(2) 系統抽出法

単純無作為抽出法の原理を変えずに，やり方を [⁶　　　　　　] にした方法である．

図3 に例を示す．

母集団	Aさん	Bさん	Cさん	Dさん	Eさん	Fさん	Gさん	Hさん	Iさん	Jさん	Kさん	Lさん	Mさん	Nさん	Oさん	Pさん	Qさん	Rさん	Sさん	Tさん	Uさん	
割り振った番号	1	2	3	4	5	6	7	8	9	10	11	12	13	14	15	16	17	18	19	20	21	
ランダムに番号を選び出す．7回抽出することになる．			3	4				8		10		12				16				20		単純無作為抽出法での標本
始めの番号をランダムに選び出し，それ以降一定間隔で抽出する．1回の抽出となる．		2			5			8			11			14			17			20		系統抽出法での標本

一定間隔

図3 **単純無作為抽出法と系統抽出法の違い**

(3) 層化抽出法

母集団をさまざまな [⁷　　　　　　] に分け，その [⁸　　　　　　] ごとに標本を抽出していく方法である（**図4**）．

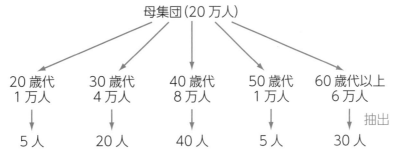

母集団（20万人）

20歳代 1万人	30歳代 4万人	40歳代 8万人	50歳代 1万人	60歳代以上 6万人
5人	20人	40人	5人	30人

抽出

図4 **層化抽出法**（「保健情報統計学」p.88）

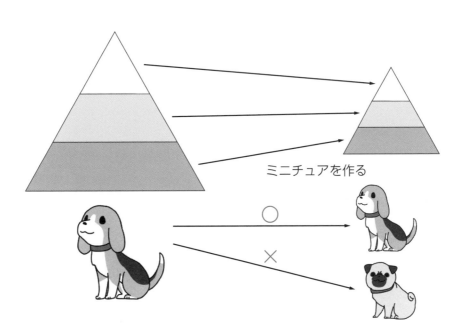

ミニチュアを作る

○

×

Ⅲ編　保健情報統計学

4 歯科疾患の指数

1 う蝕の指数

1) う蝕の特徴

- 歯質には自然治癒力がないため，[1　　　　　　] 疾患である.
- 数量化の単位が必要に応じて，[2　　　　　], [3　　　　　] または [4　　　　　] を使い分けることができる.

2) う蝕の診断基準

3) 指数

(1) DMF

D：永久歯の [5　　　　　] う蝕歯

M：永久歯のう蝕による [6　　　　　] 歯

F：永久歯のう蝕による [7　　　　　] 歯

除外歯※：歯周病による [8　　　　　] 歯・[9　　　　　] 歯　（※評価対象から除く歯）

補綴物装着のための [10　　　　　] 歯

歯科矯正治療のための [11　　　　　] 歯

外傷による [12　　　　　] 歯・[13　　　　　] 歯など

$$DMF\ 者率 = \frac{[14　　　　　]\ の数}{被検者数} \times 100\ (\%)$$

$$DMF\ 歯率 = \frac{[15　　　　　]}{被検歯数} \times 100\ (\%)$$

$$DMF\ 歯面率 = \frac{[16　　　　　]}{被検歯面数} \times 100\ (\%)$$

$$DMFT\ 指数 = \frac{全被検者における DMF 歯の合計}{[17　　　　　]}$$

$$DMFS\ 指数 = \frac{[18　　　　　]}{被検者数}$$

う蝕経験者数：D, M, F のいずれかを 1 歯以上有する被検者数

被検歯数：現在歯＋喪失歯－除外歯

被検歯面数：現在歯面＋喪失歯面－除外歯面

被検者数：検査を受けた者の数

DMFT：DMF 歯

DMFS：DMF 歯面

(2)　**dmf**　→ [19　　　　　　　] 歳未満の小児に使用する.

　d：乳歯の [20　　　　　　　] う蝕歯

　m：乳歯のう蝕による [21　　　　　　　] 歯

　f：乳歯のう蝕による [22　　　　　　　] 歯

　除外歯：補綴物装着のための [23　　　　　　] 歯

　　　　　　外傷による [24　　　　　] 歯・[25　　　　　　　] 歯など

• dmf は永久歯に用いた DMF と同じ解釈で，同じ指数を計算する.

(3)　**def**　→ [26　　　　　　　] 歳以上の小児に使用する.

　　　　　　口腔内に認められる乳歯のみを対象とする.

　d：乳歯の [27　　　　　　　] う蝕歯

　e：乳歯のう蝕による [28　　　　　　] 歯

　f：乳歯のう蝕による [29　　　　　] 歯

　除外歯：補綴物装着のための [30　　　　　　] 歯

　　　　　　晩期残存による [31　　　　　] 歯

　　　　　　外傷による [32　　　　　] 歯・[33　　　　　　] 歯

$$\text{def 者率} = \frac{[34　　　　　　　　　　] \text{の数}}{\text{被検者数}} \times 100\ (\%)$$

$$\text{def 歯率} = \frac{[35　　　　　　　　　]}{\text{被検歯数（喪失歯を含む）}} \times 100\ (\%)$$

$$\text{d 歯率} = \frac{[36　　　　　　　　]}{\text{被検歯面数（喪失歯のそれを含む）}} \times 100\ (\%)$$

A 組の 5 名の口腔内状況を学校保健安全法に基づく歯科健康診断の記号（表 2）で示す．

表 2　歯式の欄（「保健情報統計学」p.41）

永久歯	記号	説明
現在歯	−, ／, ＼	現在萌出している歯は，斜線または連続横線で消す．過剰歯は数えず，「その他の疾病及び異常」の欄に記入．
要観察歯	CO	視診では明らかなう窩のあるむし歯と判定できないが，生活習慣に問題があり，放置するとむし歯に進行すると考えられる歯．学校での生活習慣改善のための保健指導を基本とし，必要に応じて地域の歯科医療機関における専門管理も併行して行う．
むし歯（D）	C	視診にて歯質にう蝕性病変と思われる実質欠損が認められる歯．2 次う蝕も含む．確定診断ではないので C_1，C_2，C_3 は全て C と記入．治療途中の歯も C とする．治療等のため受療が必要．
喪失歯（M）	△	むし歯が原因で喪失した歯．乳歯には用いない．※むし歯以外の原因で喪失した歯（例：矯正治療，外傷等）および先天性欠如歯は DMF の M には含まない．
処置歯（F）	○	充塡，補綴（冠，継続歯，架工義歯の支台等）によって歯の機能を営むことができる歯．
シーラント処置歯	☺（補助記号）	健全歯の扱い．歯式に記載の必要があれば☺の記号を使用する．
歯周疾患要観察者	GO	歯肉炎が認められるが，歯石沈着は認めず，生活習慣の改善と適切なブラッシング等の保健指導を行うことで改善が望める者．
歯周疾患要処置者	G	精密検査や治療等のため受療が必要な者．
歯石沈着	ZS（補助記号）	歯肉炎を認めないが歯石沈着がある者．G とせず，「0」と判定し，学校歯科医所見欄に「歯石沈着」あるいは「ZS」と記入し受療を指示する．
乳歯	**記号**	**説明**
現在歯	−, ／, ＼	現在萌出している歯は，斜線または連続横線で消す．
要観察歯	CO	永久歯の要観察歯（CO）に準ずる．
むし歯（d）	C	永久歯に準ずる．
処置歯（f）	○	永久歯の処置歯の定義に準ずる．
要注意乳歯	×	保存の適否を慎重に考慮する必要があるとみとめられる乳歯．
サホライド塗布歯	㋚（補助記号）	CO と同様の扱いとするが，治療を要する場合には C とする．サホライド塗布歯であることを歯式に記載の必要があれば㋚の記号を使用する．
シーラント処置歯	☺（補助記号）	永久歯に準ずる．

（一般社団法人日本学校歯科医会：学校歯科医の活動指針平成 27 年改訂版）

DMF 歯率，DMFT 指数を求めよ．

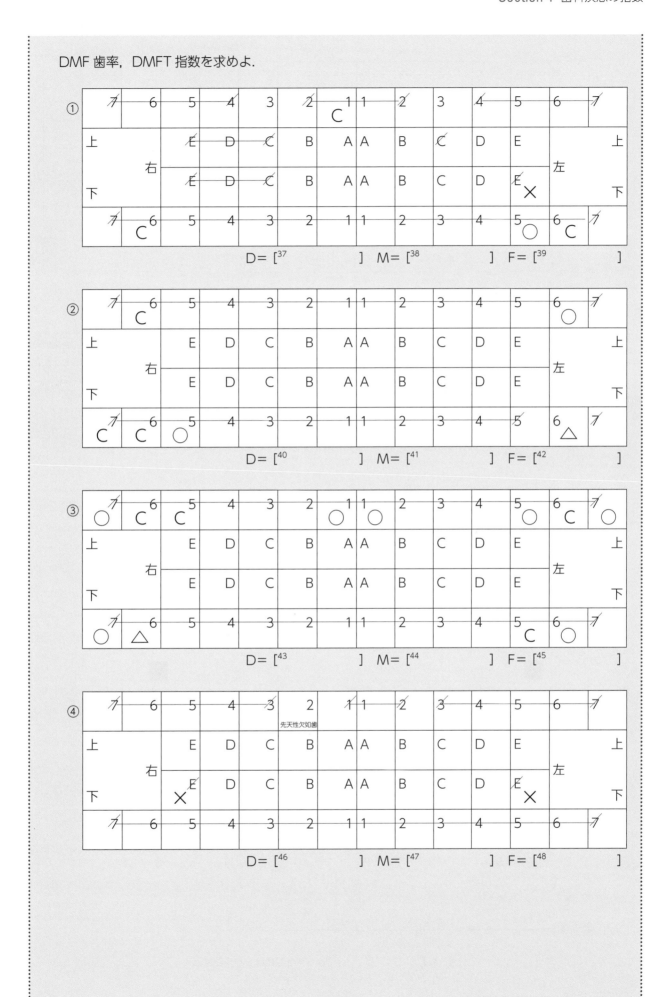

① D= [^{37}　　　　] M= [^{38}　　　　] F= [^{39}　　　　]

② D= [^{40}　　　　] M= [^{41}　　　　] F= [^{42}　　　　]

③ D= [^{43}　　　　] M= [^{44}　　　　] F= [^{45}　　　　]

④ D= [^{46}　　　　] M= [^{47}　　　　] F= [^{48}　　　　]

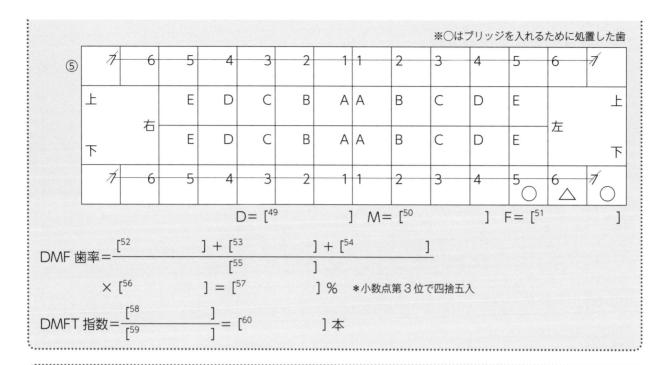

D= [⁴⁹   ] M= [⁵⁰   ] F= [⁵¹   ]

DMF 歯率 = $\dfrac{[^{52} \quad] + [^{53} \quad] + [^{54} \quad]}{[^{55} \quad]}$

$\times [^{56} \quad] = [^{57} \quad]$ % ＊小数点第3位で四捨五入

DMFT 指数 = $\dfrac{[^{58} \quad]}{[^{59} \quad]} = [^{60} \quad]$ 本

演習問題 20 DMF 歯面率，DMFS 指数

A 組の 3 名の口腔内状況を図で示す．DMF 歯面率，DMFS 指数を求めよ．

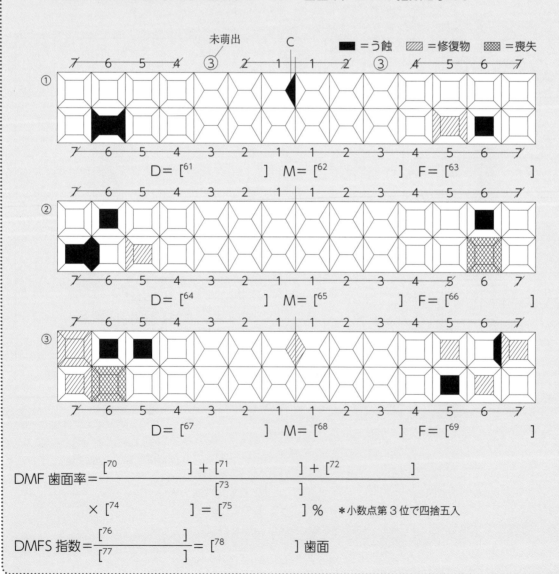

① D= [⁶¹   ] M= [⁶²   ] F= [⁶³   ]

② D= [⁶⁴   ] M= [⁶⁵   ] F= [⁶⁶   ]

③ D= [⁶⁷   ] M= [⁶⁸   ] F= [⁶⁹   ]

DMF 歯面率 = $\dfrac{[^{70} \quad] + [^{71} \quad] + [^{72} \quad]}{[^{73} \quad]}$

$\times [^{74} \quad] = [^{75} \quad]$ % ＊小数点第3位で四捨五入

DMFS 指数 = $\dfrac{[^{76} \quad]}{[^{77} \quad]} = [^{78} \quad]$ 歯面

(4) RID (Relative Increment of Decay)

- 一般に 1 年前後の a 時点と b 時点において歯面別に診査を行い, その状況を次の 4 種類に分類する.

  N1：健全歯面

  N2：う蝕に罹患した状態

  N3：充填その他の治療済みの状態

  N4：存在せず

表3　a, bの2時点間における所見の変動の組合せ（「保健情報統計学」p.44）

a 時点での状態	b 時点における状態			
	健全	う蝕	充填	存在せず
健全	N_{1-1}	N_{1-2}	N_{1-3}	N_{1-4}
う蝕	N_{2-1}	N_{2-2}	N_{2-3}	N_{2-4}
充填	N_{3-1}	N_{3-2}	N_{3-3}	N_{3-4}
存在せず	N_{4-1}	N_{4-2}	N_{4-3}	N_{4-4}

- a, bの2時点の [79　　　　　　　] は**表3**に示した 16 組の組合せですべて表現される.

- う蝕増量に関与する変動はN_{1-2}とN_{1-3}, さらにこの期間中に萌出してう蝕となったN_{4-2}とN_{4-3}である.

- このうちN_{1-3}については, 充填時の予防拡大を萌出して真のう蝕増量を算出するため, 0.8 を乗ずる (掛ける). N_{4-3}については補正は行わない.

  絶対う蝕増量＝N_{1-2}＋N_{4-2}＋[80　　　　　　] N_{1-3}＋N_{4-3}

- aからbの期間にう蝕となる可能性のあった歯面は, N_{1-1}, N_{1-2}, N_{1-3} と N_{4-1}, N_{4-2}, N_{4-3} であるが, N_{4-1} 以下は期間の途中で萌出したものであるから, 危険期間は平均して 1/2 である.

  う蝕となりうる面数＝N_{1-1}＋N_{1-2}＋N_{1-3}＋$\dfrac{(N_{4-1}＋N_{4-2}＋N_{4-3})}{2}$

この両者の比が, その期間におけるう蝕増量歯面率となる. ⇒ [81　　　　　　　　]

$$RID\ Index＝\frac{N_{1-2}＋N_{4-2}＋(0.8)\,N_{1-3}＋N_{4-3}}{N_{1-1}＋N_{1-2}＋N_{1-3}＋\dfrac{(N_{4-1}＋N_{4-2}＋N_{4-3})}{2}}×100$$

2 歯周疾患の指数

1) PMA Index

(1) 特色

- 歯肉における炎症の [82   ] 程度を評価している.
- [83   ] 層の調査には有効であるが, [84   ]・[85   ] を含む全年齢層の調査には不向きである.
- 基準や診査方法が [86   ] なため, 広く用いられている.

(2) 診査部位と基準

- [87   ] 部の唇側歯肉, または前歯の唇・頬側歯肉を診査対象とするが, 通常は前歯部のみを対象とする.
- これらの対象歯の歯肉を**図5**に示したように, P ([88   ] ; Papillary), M ([89   ] ; Marginal), A ([90   ] ; Attached) に分け, 評価は1歯ごとにその近心部の歯肉を観察し, [91   ] のある場合に1点を与える.

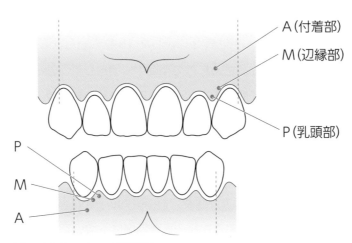

図5 PMA Index の観察部位
(「保健情報統計学」p.46)

(3) 指数計算

- 個人 PMA Index＝対象歯の P，M，A 部位に与えられた点数の合計.

- 前歯部診査の場合の最高値は，10 (P) ＋ [92　　　　　　　　　] ＋12 (A) ＝34，全歯診査の場合は，

  26 (P) ＋ [93　　　　　　　] ＋28 (A) ＝82 となる.

$$\text{集団 PMA Index} = \frac{\text{個人の PMA Index の合計}}{[^{94}\qquad]}$$

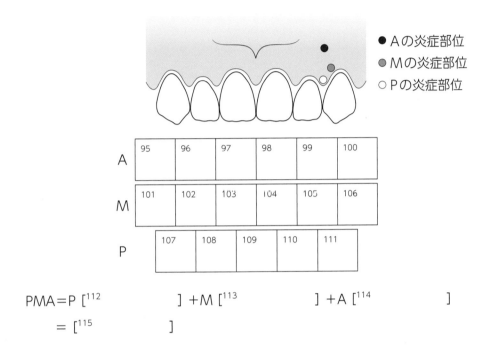

● Aの炎症部位
● Mの炎症部位
○ Pの炎症部位

A	95	96	97	98	99	100

M	101	102	103	104	105	106

P	107	108	109	110	111

PMA＝P [112　　　　　　] ＋M [113　　　　　　] ＋A [114　　　　　]

　　＝ [115　　　　　]

3) Löe and Silness の Gingival Index (GI)

(1) 特色

代表歯の周囲の歯肉炎の [116　　　　　　　　] と，発赤，腫脹，出血，排膿に代表される [117　　　　　　　　]
を評点化したもの.

(2) 診査部位と基準

- 対象歯：[118　　　　　　　　　　　　] の 6 歯.

- 調査は，6 歯の頬・舌側，近・遠心側の歯肉について行う.

- 評点：0＝炎症なし

  　　　1＝軽度の歯肉炎

  　　　2＝中等度の歯肉炎. 表面の光沢化，発赤，腫脹がある. または，加圧により出血する.

  　　　3＝高度歯肉炎. 著明な発赤と腫脹がある. または，自然出血の傾向，あるいは潰瘍形成がある.

(3) 指数計算

頰・舌側，近・遠心側の平均がその歯の GI 値で，6 歯の GI 値の平均が個人値である．

$$歯の GI = \frac{4 歯面の点数の合計}{4}$$

$$個人の GI = \frac{歯の GI の合計}{被検歯}$$

$$集団の GI = \frac{個人の GI の合計}{被検者数}$$

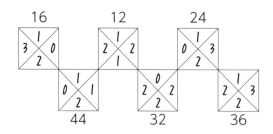

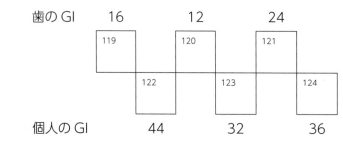

$$個人の GI = \frac{[^{125}\quad] + [^{126}\quad] + [^{127}\quad] + [^{128}\quad] + [^{129}\quad] + [^{130}\quad]}{6}$$

$$= [^{131}\qquad]$$

4) Russell の Periodontal Index (PI)

(1) 特色

- [132   ] とともに，[133   ] も評価できる．
- [134   ] 層を対象とした調査や研究に用いることができ，特に集団の有病状況を把握するような疫学調査に適している．
- [135   ] の評価が正確でない．

(2) 診査部位と基準

- 診査部位は，原則として口腔の現在歯 [136   ] の歯周組織を対象とする．ただし，第三大臼歯を除く場合もある．
- 診査基準，一般のフィールド調査で用いる基準とエックス線検査を併用する場合の基準とがある．Russell の PI の基準を**表 4** に示す．

(3) 指数計算

$$個人の PI = \frac{各歯の点数の合計}{被検歯数} \qquad 集団の PI = \frac{個人の PI の合計}{被検者数}$$

表4 PIにおける評価点数の基準（「保健情報統計学」p.48）

点数	フィールド調査での基準	[137　　　　　　] を併用した場合の基準
0	炎症も支持組織の破壊もない	エックス線所見は正常
1	軽度の歯肉炎はあるが，歯の全周を囲む形にはなっていない	
2	歯の全周に歯肉炎はあるが，上皮付着の明瞭な破壊はない	
4		[138　　　　　　] に吸収像を認める
6	[139　　　　　　] を伴う歯肉炎がある．歯肉が腫脹して深くなったのではなく，上皮付着の破壊によるものである．骨植は堅固で，歯の病的動揺もなく，咀嚼機能は正常である	歯槽骨の水平的喪失があるが，歯根長の½にまで達していない
8	歯周破壊が進行して [140　　　　　　] を喪失する．歯は弛緩，動揺あるいは挺出する	歯根長の½以上の骨喪失，または歯根膜腔が拡大して骨縁下ポケットが存在する

III編　保健情報統計学

演習問題 21　個人の PI

個人の PI を計算せよ.

8	7	6	5	4	3	2	1	1	2	3	4	5	6	7	8
0	1	0	0	0	0	0	0	0	0	0	0	0	0	0	0
0	4	2	0	0	0	0	0	0	0	0	0	0	0	1	0
8	7	6	5	4	3	2	1	1	2	3	4	5	6	7	8

$$個人の PI = \frac{[141　　　　] 点}{[142　　　　] 歯} = [143　　　　]$$

---

5) PDI (Ramfjord の Periodontal Disease Index)

(1) 特色

- 歯周ポケットの深さを [144　　　　　　　　　　] を基線として，正確に計測する方法が提案されている.

- 歯周ポケット計測に熟練を要するなどのため，[145　　　　　] の疫学調査には必ずしも有用性が高いとはいえない.

(2) 診査部位と基準

- 特定歯 6 歯は，[146　　　　　　　　] の歯周組織を対象として，部分診査法基準に従って，診査し，点数を与える.

- 評点：0＝歯肉に炎症所見がない.

　　　　1＝歯の全周に及ばない軽度から中等度の歯肉炎.

　　　　2＝歯の全周に及ぶ軽度から中等度の歯肉炎.

　　　　3＝顕著な [147　　　　　　] と [148　　　　　　　　] 傾向，あるいは [149　　　　　　] 形成を伴う

　　　　　　高度歯肉炎. ここまではポケット底がすべてエナメル質にある.

　　　　4＝頬・舌側，近・遠心側の歯周ポケットを測定し，このいずれかでポケット底が [150　　　　　　　　]

　　　　　　にあり，ポケット底からセメント-エナメル境までの距離が [151　　　　　　　] mm のもの.

　　　　5＝ポケット底からセメント-エナメル境までの距離が [152　　　　　　] mm のものも.

　　　　6＝ポケット底からセメント-エナメル境までの距離が 6 mm 以上のもの.

（3）指数計算

$$個人の PDI = \frac{特定歯 6 歯の点数の合計}{被検歯数} \qquad 集団の PDI = \frac{個人の PDI の合計}{被検者数}$$

6）GB count (Gingival Bone Count)

（1）特色

- 臨床における口腔診査で，[153　　　　　　] (Gingival score) を，エックス線検査と臨床所見から [154　　　　　] (Bone Score) の状態を評価する.

- 歯肉炎と歯槽骨の状態の [155　　　　　] として歯周疾患を評価する.

（2）診査部位と基準

- 診査部位は現在歯すべての歯肉と歯槽骨の状態である.

① [156　　　　　] Score

　それぞれの歯に以下の点数を与え，その和を被検歯数で除する. 1 歯あたりの算術平均値である.

　0：歯周歯肉に炎症を認めない.

　1：遊離歯肉部（乳頭と辺縁歯肉）に軽い炎症がある.

　2：付着歯肉に及ぶ中等度の歯肉炎がある.

　4：容易に出血する腫脹を伴う高度の歯肉炎がある.

② [157　　　　　] Score

　それぞれの歯に以下の点数を与え，その和を被検歯数で除する. 算術平均値である.

　0：骨喪失を認めない.

　1：歯槽骨頂に骨吸収の初期像を認める.

　2：歯根長の約 1/4 の骨喪失，または歯根長の 1/2 を超えない深さのポケット形成.

　3：歯根長の約 1/2 の骨喪失，または歯根長の 3/4 を超えない深さのポケット形成.

　4：歯根長の約 3/4 の骨喪失，または歯根の先端にまで達するポケット形成. 歯の動揺は中等度.

　5：全部性骨喪失. 著明な歯の動揺.

注）骨喪失量から推定される歯の動揺や組織機能障害が実情とはかなり違うときには，それぞれ歯の点数を 1 点上下させる.

(3) 指数計算

個人の GB Count＝Gingival Score＋Bone Score

$$集団の GB Count＝\frac{個人の GB Count の合計}{被検者数}$$

- まず，臨床的検査で Gingival Score を，次にエックス線所見と臨床所見の両者から Bone Score を与える．フィールド調査では，左右臼歯部の咬翼フィルム所見で臼歯部を判定し，プローブでのポケット診査と動揺度から前歯部を判定し，Bone Score を算出してもよい．

7) CPI (地域歯周疾患指数；WHO 2013)

(1) 特色

- WHO が大規模調査に適用できるように配慮＊して作成した．

＊ [158　　　　　　　　　　] (図6) の使用と [159　　　　　　　　　] の設定．

(2) 診査方法

- CPI プローブの先端を歯肉と歯の間に注意深く挿入し，出血反応の有無を評価する (図7)．
- 現在歯すべての歯肉について診査する．
- プローブにかかる力 ([160　　　　　　　　　]) は，[161　　　　　　] g を超えてはならない．
- プローブの先端を歯肉溝あるいは歯周ポケット内へやさしく丁寧に挿入し，現在歯すべてその [162　　　　　] にわたって診査する．

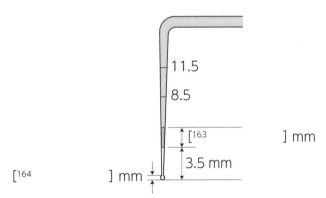

11.5

8.5

[163　　　　　　　　] mm

3.5 mm

[164　　　　　　] mm

図6　CPI プローブ (「保健情報統計学」p.52)

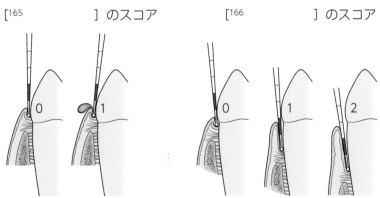

[165　　　　　　　] のスコア　　　[166　　　　　　　] のスコア

図7　診査基準 (「保健情報統計学」p.52)

(3) スコア (表5，6)

表5　歯肉出血のスコア

スコア	基準
0	健全
1	プロービングによる歯肉出血

表6　ポケットのスコア

スコア	基準
0	健全
1	ポケットの深さ 4～5 mm
2	ポケットの深さ 6 mm 以上

※除外歯および歯がない場合は，両者とも以下のスコアを記入する．
　9＝除外歯，X＝歯の存在なし
（「保健情報統計学」p.53）

演習問題 22　歯周疾患の罹患強度

	18	17	16	15	14	13	12	11	21	22	23	24	25	26	27	28
歯肉出血	1	1	0	0	0	0	0	0	0	0	0	0	0	1	1	1
歯周ポケット	0	1	1	1	0	0	0	0	0	0	0	0	0	1	1	0
歯肉出血	1	1	1	0	0	0	0	0	0	0	0	0	0	1	1	1
歯周ポケット	0	2	1	1	0	0	0	0	0	0	0	0	0	2	2	0
	48	47	46	45	44	43	42	41	31	32	33	34	35	36	37	38

所見なし (ポケットのスコア 0) ％＝ $\dfrac{[^{167}\qquad]}{32}$ ×100＝ [^{168}　　　] ％

4～5 mm のポケットを有する歯 (スコア 1) ％＝ $\dfrac{[^{169}\qquad]}{32}$ ×100＝ [^{170}　　　] *％

6 mm 以上のポケットを有する歯 (スコア 2) ％＝ $\dfrac{[^{171}\qquad]}{32}$ ×100＝ [^{172}　　　] *％

＊小数点第 3 位は四捨五入

③ 口腔清掃状態の指数

1) OHI (Oral Hygiene Index), OHI-S (Oral Hygiene Index-Simplified)

(1) 特色

- 口腔清掃状態を評価するために, [173　　　　　] と [174　　　　　] の歯表面における付着範囲を重視して数量化している.
- 歯垢および歯石の検出は [175　　　　] により行う.

(2) 診査部位

①OHI：[176　　　　] による部分診査法

7〜4	3〜3	4〜7
7〜4	3〜3	4〜7

- 全歯の [177　　　　] 面と [178　　　　] 面を診査し, 各分画の各面について, それぞれの [179　　　　] 点をその分画の代表値とする.

②OHI-S：特定歯による部分診査法

- 特定の6歯面を対象とする.
- ○印は舌面, 無印は唇・頬側面が診査対象歯となる.

$$\left(\frac{6 \qquad 1 \mid \qquad 6}{[180 \qquad] \quad [181 \qquad] \; [182 \qquad]} \right)$$

- 大臼歯部の被検歯は, 実査には第二小臼歯遠心に位置する歯とされ, 第一大臼歯が喪失している場合は, 第二大臼歯あるいは第三大臼歯を代用し, 中切歯が喪失している場合は反対側中切歯を代用する.
- 対象歯が金属冠で修復されていたり, 高度う蝕に罹患していたり, 外傷歯である場合は, 対象から除外する.

(3) 診査基準

OHI, OHI-S ともに診断基準は **図8** に示したように共通である.

(4) 評価方法

OHI の評価は1口腔を6区分して, その箇所で最高度のスコアを区分数で割り, 得られる Debris Index ([183　　　　]) と Calculus Index ([184　　　　]) の合計を OHI とする.

①OHI

$$個人のDI（[185 \qquad]）= \frac{[186 \qquad] の合計点}{[187 \qquad] 数}$$

$$個人のCI（[188 \qquad]）= \frac{[189 \qquad] の合計点}{[190 \qquad] 数}$$

個人の OHI＝DI＋CI

$$集団のOHI = \frac{[191 \qquad] の合計}{[192 \qquad] 数}$$

Ⅲ編　保健情報統計学

②OHI-S

個人の DI-S ([193   ]) = $\dfrac{[^{194}\qquad\qquad]\text{の合計点}}{[^{195}\qquad]\text{数}}$

個人の CI-S ([196   ]) = $\dfrac{[^{197}\qquad\qquad]\text{の合計点}}{[^{198}\qquad]\text{数}}$

個人の OHI-S＝DI-S＋CI-S

集団の OHI-S＝$\dfrac{[^{199}\qquad\qquad\qquad]\text{の合計}}{[^{200}\qquad]\text{数}}$

〈Debris Score〉

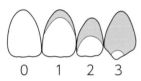

Debris の付着状態と点数

Debris に関する基準と点数

点数	基準
0：歯垢も外来性付着物も認めず	
1：歯垢の付着範囲が歯面の [201] であるか，付着範囲に関係なく，歯垢以外の外来性着色付着物を認める	
2：歯垢の付着範囲が歯面の [202] に認められる	
3：歯垢の付着範囲が歯面の [203] に認められる	

〈Calculus Score〉

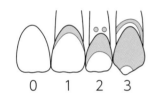

Calculus の付着状態と点数

Calculus に関する基準と点数

点数	基準
0：歯石を認めず	
1：[204] の付着範囲が歯面の1/3以内に認められる．縁下歯石はない	
2：縁上歯石の付着範囲が歯面の [205] であるか，縁下歯石が歯頸部に点在して認められる	
3：縁上歯石の付着範囲が歯面の2/3以上であるか，縁下歯石が歯頸部に連続して [206] に認められる	

図8　OHI，OHI-S の診査基準と図解　　　　　　　　　　　　　(Greene & Vermillion)
（「保健情報統計学」p.55）

演習問題 23 OHI

以下のチャートの OHI を求めよ.

(A) DI 頬側面

	8	7	6	5	4	3	2	1	1	2	3	4	5	6	7	8
上顎	3	2	1	1	1	0	0	0	1	0	1	0	2	3	2	3
下顎	3	2	3	1	1	0	1	0	2	1	2	3	3	2	2	2
	8	7	6	5	4	3	2	1	1	2	3	4	5	6	7	8

(B) DI 舌側面

	8	7	6	5	4	3	2	1	1	2	3	4	5	6	7	8
上顎	2	2	1	0	0	0	0	0	1	0	0	0	1	2	1	2
下顎	2	1	2	0	0	0	0	0	1	0	1	2	2	1	1	1
	8	7	6	5	4	3	2	1	1	2	3	4	5	6	7	8

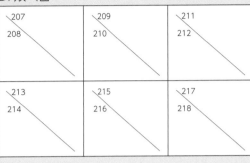

DI 頬\舌

| 207 / 208 | 209 / 210 | 211 / 212 |
| 213 / 214 | 215 / 216 | 217 / 218 |

$$DI = \frac{\begin{matrix}[219\ ] + [220\ ] + [221\ ] + [222\ ] + [223\ ] + [224\ ] \\ + [225\ ] + [226\ ] + [227\ ] + [228\ ] + [229\ ] + [230\ ]\end{matrix}}{[231\ ]}$$

$$= \frac{[232\ ]}{[233\ ]} = [234\ ]$$

CI＝1 とする.

OHI＝[235　　　] ＋ [236　　　]

　　＝[237　　　]

演習問題 24 OHI-S

問題 24 の (A) (B) のチャートの OHI-S を求めよ.

DI-S

[238　　　]	[239　　　]	[240　　　]
[241　　　]	[242　　　]	[243　　　]

$$DI\text{-}S = \frac{[244\ ] + [245\ ] + [246\ ] + [247\ ] + [248\ ] + [249\ ]}{[250\ ]}$$

$$= \frac{[251\ ]}{[252\ ]} = [253\ ]$$

CI-S＝1 とする.

OHI-S＝[254　　　] ＋ [255　　　] ＝ [256　　　]

Ⅲ編　保健情報統計学

2) Silness and Löe の Plaque Index (Pℓl)

(1) 特色

- [257   ] に接している歯垢の付着程度を重視している.
- 歯垢付着の範囲と [258   ] を同時に組み入れた指数である.

(2) 診査部位と基準

- 特定6歯 [259   ] の近心,遠心,唇・頰側,舌側の4歯面を診査単位とする.
- スコアと診査基準を**表7**に示す.
- 特定6歯の4歯面（[260   ] と同じ診査部位）における歯垢の付着状態をこの基準に従って診査し,点数を与える.

(3) 指数計算

歯面のPℓl＝各歯面それぞれの点数

$$歯のPℓl＝\frac{4歯面の合計}{4}$$

$$個人のPℓl＝\frac{歯のPℓlの合計}{[261\qquad]}$$

$$集団のPℓl＝\frac{個人のPℓlの合計}{被検者数}$$

表7 Silness and Löe の Pℓl 診査基準（「保健情報統計学」p.58）

点数	基準
0	歯垢を認めず.
1	歯肉縁部に [262] によって検出し得る程度または歯垢染色剤によって確認できる薄い膜状の歯垢が付着している.
2	歯肉縁部に [263] 歯垢が付着している.
3	歯肉縁部に多量（1〜2 mm）歯垢が付着している.

3) PHP

(1) 特色

- [264   ] による清掃効果などを詳しく評価できるので,歯科保健指導に活用できる.
- [265   ] を用いる.

(2) 診査部位と方法

- [266   ] と同じ特定の6歯面を対象とする.○印は舌面,無印は唇・頰側面が診査の対象である.
- **図9**に示したように各歯面を近遠心的に3分画し,さらに中央部を歯頸側・中央・咬合面側に3等分した5部位を診査部位とする.
- 歯垢染色剤で歯垢を染め,染め出された部位に1点を与える.したがって,1歯あたりの最高点は5点となる.

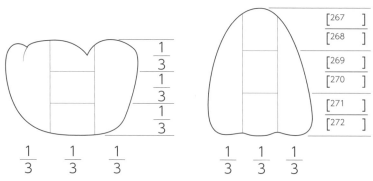

図9 PHP の診査部位（「保健情報統計学」p.59）

(3) 指数計算

$$個人の PHP = \frac{各歯面の点数の合計}{[^{273} \qquad\qquad\qquad]}$$

$$集団の PHP = \frac{個人の PHP の合計}{被検者数}$$

4) PCR (O'Leary の Plaque Control Record)

(1) 特色

- 歯を [274   ] に分画して，歯垢の付着部位を図示する簡単な表現方法が採用されている.
- それぞれの歯面の [275   ] に付着した歯垢を判定する.
- [276   ] に有用性が高い.
- [277   ] を用いる.

(2) 診査部位と方法

- 現在歯を対象とし，各歯を近心，遠心，頰（唇），舌の 4 歯面に分け，それぞれの分画歯面を診査単位とする.
- 歯垢染色剤によって歯垢を染め，プローブで歯頸部に付着した歯垢を確認したら，**図 10** に示したチャート上の該当部位「あり（＋）」を赤色で塗る.

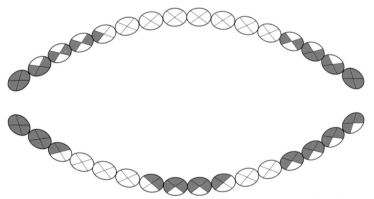

図 10 O'Leary の PCR 評価に用いるチャート（「保健情報統計学」p.60）

(3) 指数計算

$$個人の PCR (\%) = \frac{[^{278} \qquad\qquad\qquad]}{被検分画歯面数} \times 100$$

$$= \frac{[^{279} \qquad]}{[^{280} \qquad]} \times 100$$

$$= [^{281} \qquad] \% \quad *小数点第 3 位四捨五入$$

4 不正咬合と歯列不正の指数

1）DAI

（1）切歯，犬歯，小臼歯の［282　　　　　　　］

上下顎永久歯の切歯，犬歯，小臼歯の欠損指数を数える．

（2）切歯部の［283　　　　　　　］

上顎，下顎のどちらも切歯部の叢生評価を行う．

　0．叢生なし

　1．片顎のみの叢生

　2．上下顎の叢生

（3）切歯部の［284　　　　　　　］

上顎，下顎のどちらも切歯部の空隙を診査する．

　0．空隙なし

　1．片顎のみの空隙

　2．上下顎の空隙

（4）［285　　　　　　　］

上顎中切歯間の正常な接触点間の空隙量で正中離開を評価する．

（5）上顎前歯部の［286　　　　　　　］

　偏位は捻転，あるいは正常歯列からの転位としてみられる．上顎歯列弓の4切歯を調べ，最も偏位している部位を特定し，その部位と隣接歯との間の最大偏位量をCPIプローブで計測する（図11）．

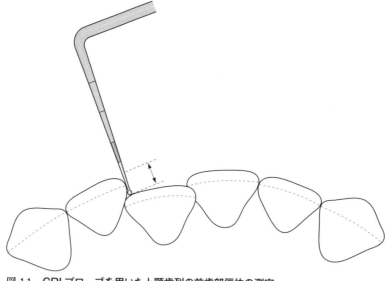

図11　CPIプローブを用いた上顎歯列の前歯部偏位の測定
（「保健情報統計学」p.62）

（6）下顎前歯部の［287　　　　　　　］

　下顎歯列の測定も上顎と同様に行う．隣接歯間の最大偏位部を特定し，上記の方法に従って計測する．

(7) 上顎前歯部 [288   ]

　中心咬合位における切歯間の水平的関係を評価する．最も突出している上顎切歯の唇側切縁隅角から対応する下顎切歯唇面までの距離を，CPI プローブを咬合平面に平行に保ちながら計測する（**図 12**）．

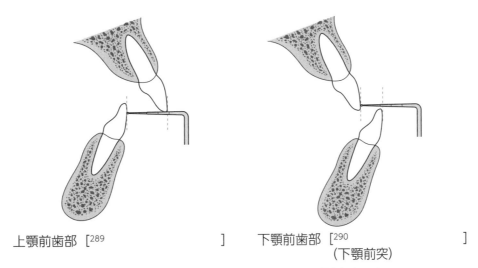

　　　　上顎前歯部 [289   ]　　　　下顎前歯部 [290   ]
　　　　　　　　　　　　　　　　　　　　　　　　　　　（下顎前突）

図 12　CPI プローブを用いた上顎前歯部オーバージェットと下顎前歯部オーバージェットの測定（「保健情報統計学」p.63）

(8) 下顎前歯部 [291   ]

　たとえば，交叉咬合のように，下顎切歯が 1 本でも上顎前歯より前方もしくは唇側に突出している場合，下顎前歯部オーバージェットを記録する．下顎の最大オーバージェット [292   ]，あるいは，交叉咬合はミリメートル単位の整数値で記録する．計測は上顎前歯部オーバージェットと同様に行う（**図 11** 参照）．

(9) 前歯部の [293   ]

　1 部位であっても，対合する上下顎切歯間に垂直的な被蓋がない場合 [294   ] には，CPI プローブを用いて開咬量を測定する．最大開咬量をミリメートルの整数値で記録する（**図 13**）．

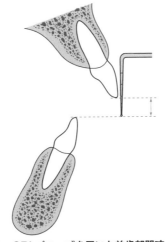

図 13　CPI プローブを用いた前歯部開咬の測定
（「保健情報統計学」p.63）

(10) 臼歯の [²⁹⁵   ]

通常，上下顎第一大臼歯の咬合関係について評価する（**図14**）．

0．正常

1．半咬頭：下顎第一大臼歯が正常な対合関係から，近心あるいは遠心に半咬頭ずれている場合

2．1咬頭：下顎第一大臼歯が正常な対合関係から，近心もしくは遠心に1咬頭以上ずれている場合

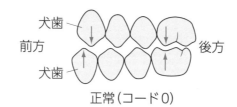

正常（コード0）

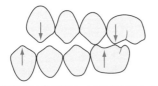

コード [²⁹⁶   ]

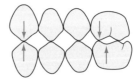

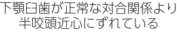

下顎臼歯が正常な対合関係より
半咬頭近心にずれている

下顎臼歯が正常な対合関係より
半咬頭遠心にずれている

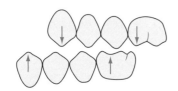

コード [²⁹⁷   ]

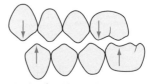

下顎臼歯が正常な対合関係より
1咬頭以上近心にずれている

下顎臼歯が正常な対合関係より
1咬頭以上遠心にずれている

図14　臼歯の近遠心関係の評価
この一部はわが国で実施された歯科疾患実態調査（1999）にも採用されている．（「保健情報統計学」p.64）

2）Angle

[²⁹⁸   ] を中心として，それに対する [²⁹⁹   ] の咬合関係から判定する．

Class Ⅰ：上下顎歯列弓の近遠心関係は正常で，個々の歯に位置異常がある場合．

Class Ⅱ：下顎歯列弓が上顎歯列弓に対しては正常より遠心に咬合する場合．

　Dvision1：両側性下顎遠心咬合で，上顎前歯の前突があり，口呼吸を伴うもの．

　Subdivision1：上記の片側性のもの．

　Division2：両側性下顎遠心咬合で，上顎前歯の後退があり，正常の鼻呼吸をするもの．

　Subdivision2：上記の片側性のもの．

Class Ⅲ：下顎歯列弓が上顎歯列弓に対して正常より近心に咬合する．両側性のもの．

　Subdivision：片側性のもの．

　集団についての調査所見としては，各々のClassの不正咬合の有病者率と合計しての不正咬合者率が求められる．

5 歯のフッ素症指数

1) 歯のフッ素症指数

(1) Dean の歯のフッ素症の分類

- 疫学上のスコアリングによる歯のフッ素症指数（[^{300}　　　　　　　　]）の算出ができるようになっている.

- スコア　⇒ Normal：0/Questionable：0.5/Very Mild：2/Moderate：3/Severe：4

- フッ化物が [^{301}　　　　　　] であると，[^{302}　　　　　　　　　　] の発現が問題となることから，水道水にフッ化物を添加しようとする際，う蝕の予防に有効な [^{303}　　　　　　　　　　　] を決めることは，きわめて大切なことである.

(2) 地域フッ素症指数

- 被検者のフッ素症歯を Dean の分類に従って，点数をつけ（[^{304}　　　　　　　]），各階級の人数をそれに乗じ（掛ける），その総和を被検者総数で割って得た値を [^{305}　　　　　　　] とする（**表8**）.

$$CFI = \frac{点数 \times 各階級の人数}{[^{306}\qquad\qquad]}$$

- CFI：0.4 を negative borderline とし，0.4 以下をフッ化物の歯に対する影響を無視しうる地区であり，この範囲ならば [^{307}　　　　　　　　　　] を実施しても差し支えないとしている.

- CFI：0.6 を positive borderline とし，0.6 以上は水道水の [^{308}　　　　　　　　　] または [^{309}　　　　　　] 必要があるとしている.

表8　**Dean の歯のフッ素症（フッ素症歯）の分類基準（1934）**（「保健情報統計学」p.65）

questionable	[^{310}　　　　　]
very mild	[^{311}　　　　　]
白濁部が前歯の 25% 以下. 　　　着色はみられない.	
mild	[^{312}　　　　　]
白濁部が少なくとも歯面の 50% 前後を占める. 　　　着色がみられることがある.	
moderate	[^{313}　　　　　]
白濁部が歯面のほとんどにおよぶ. 小さな陥凹部（pitting）のみられることもある. 　　　着色のみられることがある.	
severe	[^{314}　　　　　]
不連続あるいは合流した pitting 形成. 　　　エナメル質形成不全著明. 　　　着色も著明なものが多い.	

5 保健統計の方法

（医歯薬出版）

1 データの尺度

例：う歯の数を調査した結果を表に示す.

う歯数 （本）	被験者数 （人）	[¹　　　　　]尺度	[²　　　　　]尺度	[³　　　　　]尺度	[⁴　　　　　]尺度
0	50	なし	少ない	0〜1本	0本
1	25	あり			1本
2	10	あり	普通	2〜3本	2本
3	8	あり	普通	2〜3本	3本
4	4	あり	多い	4〜5本	4本
5	3	あり	多い	4〜5本	5本

2 代表値と散布度 (図15, 表9)

1) 代表値

- 最頻値：各カテゴリーの中で最も [⁵　　　　　] が高いもの.
- 中央値：観察されたデータを昇順あるいは降順に並べた場合に，ちょうど [⁶　　　　　] にあたる値.
- 平均値 ([⁷　　　　　])：観察されたデータの [⁸　　　　　] を [⁹　　　　　] で割って算出した値.

2) 散布度

四分位数：小さいほうから $\dfrac{[^{10}\qquad]}{[^{11}\qquad]}$ 番目のデータから $\dfrac{[^{12}\qquad]}{[^{13}\qquad]}$ 番目のデータを引いた数値.

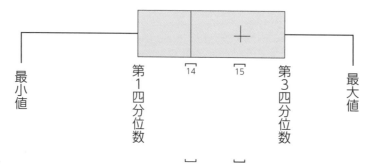

図15　順序尺度の中央値の例
　分布によっては平均値と一致，あるいは大きくなる場合もある.
（「保健情報統計学」p.92）

表9　データの尺度別にみた代表値（「保健情報統計学」p.91）

尺度水準	代表値	散布度
名義尺度	[16　　　　]	—
順序尺度	中央値 最頻値	四分位数など
間隔尺度 比率尺度	[17　　　　] [18　　　　] 最頻値	分散，標準偏差など 四分位数など

3 相関

- 2つの変数で，ある変数が増加するともう1つの変数も，

　増加する⇒[19　　　　　] の相関

　減少する→[20　　　　　] の相関

　相関傾向を示す場合，[21　　　　　] があるという．

- 相関の強さは [22　　　　] 係数で表される．

　正の相関では [23　　　　] に，

　負の相関では [24　　　　] に，近づく．

[相関図と相関係数の関係]

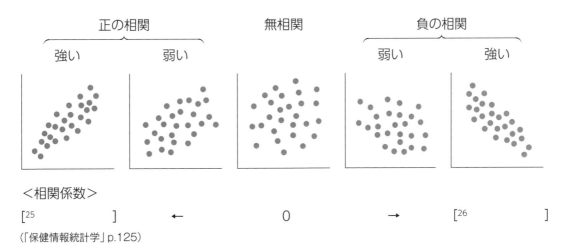

	正の相関		無相関		負の相関	
	強い	弱い			弱い	強い

＜相関係数＞

[25　　　　　]　　←　　　　0　　　　→　　[26　　　　　]

（「保健情報統計学」p.125）

Ⅲ編　保健情報統計学

4 検定

統計推論上の [27   ] の検証を行うことである.

1) 仮説

[28   ] 仮説 H_0：2 つの集団の代表値は等しい.

→検定では H_0 がめったに起こらないことから判定する.

[29   ] 仮説 H_1：2 つの集団の代表値は等しくない.

2) 有意差

「[30   ] のある差」があると考えられる場合の統計学用語である.

3) 検定方法の選択 (図 16, 表 10)

用いられている変数のデータの性質によって，検定方法を選択する.

(1) パラメトリック検定

[31   ] とは，元々得られた数値＝母数のことで，その数値を用いる方法.

変数の例：身長，体重など

(2) ノンパラメトリック検定

[32   ] そのものを用いない方法.

変数の例：順位，カテゴリーなど

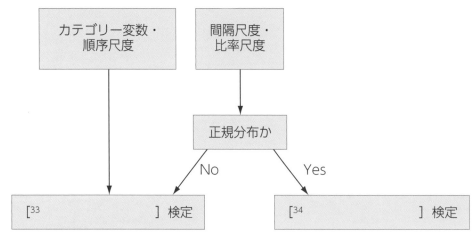

図 16　**検定方法の適応** (「保健情報統計学」p.98)

表 10　変数の尺度と分析内容による検定法の選択（「保健情報統計学」p.98）

		1 標本の場合	[35　　　　　] の場合		[36　　　　　] の場合		関連を見る場合
			関連標本	独立標本	関連標本	独立標本	
[37　　　　] (類別変数, 名義変数)		二項検定	McNemar の検定	Fisher の直接確率検定	Cochran の Q 検定	k 組の独立な標本に対する χ^2 検定	連関係数　C
		χ^2 による 1 標本検定		2 組の独立な標本に対する [38　　　]			
[39] [　　　] 検定	順序変数	Kolmogorov-Smirnov の 1 標本検定	符号検定	中央値検定		中央値検定の拡張	[40　　　　]
		1 標本ラン検定	[41　　　]	[42　　　]	Fisher の順位による分散分析 2 元配置	[43　　　]	Kendall の順位相関係数
				Kolmogorov-Smirnov の 2 標本検定			Kendall の偏順位相関係数
				Wald-Wolfwitz のラン検定			Kendall の一致度係数
				過剰反応に関する Moses の検定			
[44] [45　　　] [　　　] 検定			paired t 検定	[46　　　]	2 元配置分散分析	[47　　　]	[48　　　]
			Walsh の検定				重回帰分析
[49　　　]			対比された対 (つい) に対する確率比検定	2 組の独立な標本に対する確率化検定			[50　　　]
			等分散性の F 検定	t-welch 検定			

パラメトリック検定：変数そのものを用いる検定
ノンパラメトリック検定：変数を直接用いず，順序を用いたり，カテゴリーとその割合を用いる検定

5 検定の手順 (図17)

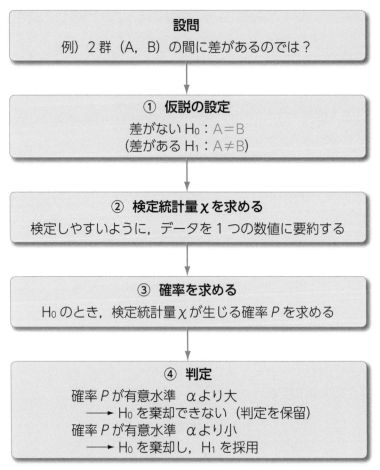

設問
例）2群（A，B）の間に差があるのでは？

① 仮説の設定
差がない H_0：A＝B
（差がある H_1：A≠B）

② 検定統計量χを求める
検定しやすいように，データを1つの数値に要約する

③ 確率を求める
H_0 のとき，検定統計量χが生じる確率 P を求める

④ 判定
確率 P が有意水準 αより大
──→ H_0 を棄却できない（判定を保留）
確率 P が有意水準 αより小
──→ H_0 を棄却し，H_1 を採用

図17 検定のフロー（「保健情報統計学」p.115）

1）有意水準

- めったに起こらないことが起こる確率のことで，[51　　　　] 仮説が誤って棄却される確率である．
- 通常αで表し，[52　　　　] ％（α＝0.05）を用いることが多い．

2）自由度

- [53　　　　] であれば，その個数 n 個で示される．しかし，多くの場合ある標本集団から得られた数値を検定に用いることが多いため n-1 となる．
- その他，検定方法により自由度の算出方法は異なる．

演習問題 25 検定のフロー

表 11 のように統計学的検定を進めた．対応する検定のフロー（図 17）の①〜④のどれにあたるか．

表 11 降圧剤服用前後の収縮期血圧（「保健情報統計学」p.118）

ID 番号	降圧剤服用前の収縮期血圧 (mmHg)	降圧剤服用後の収縮期血圧 (mmHg)	服用前後の差 d (mmHg)	偏差 $(d-\bar{d})$	(偏差)^2
1	180	146	34	4.5	20.25
2	178	164	14	−15.5	240.25
3	174	124	50	20.5	420.25
4	172	126	46	16.5	272.25
5	170	132	38	8.5	72.25
6	168	136	32	2.5	6.25
7	168	138	30	0.5	0.25
8	166	132	34	4.5	20.25
9	166	124	42	12.5	156.25
10	164	148	16	−13.5	182.25
11	164	122	42	12.5	156.25
12	162	148	14	−15.5	240.25
13	162	140	22	−7.5	56.25
14	160	124	36	6.5	42.25
15	160	136	24	−5.5	30.25
16	160	168	−8	−37.5	1406.25
17	158	134	24	−5.5	30.25
18	158	136	22	−7.5	56.25
19	158	122	36	6.5	42.25
20	156	114	42	12.5	156.25

[54   ] a 対立仮説：降圧剤服用前後で収縮期血圧の平均に差がある.

（H_1）　　　服用前後の収縮期血圧の平均の差は「0」でない.

b 帰無仮説：降圧剤服用前後で収縮期血圧の平均に差はない.

（H_0）　　　服用前後の収縮期血圧の平均の差は「0」である.

[55   ] t分布表（両側確率）から，自由度19，P値0.05（有意水準）のt値は2.093
である.

計算から得られたt値9.5751と2.093を比較する.t値9.5751の確率
Pは，両側5%の中に含まれる（**図18**）.

差の平均値$\bar{d}$が，帰無仮説H_0のもとで偶然生じたとは考えにくい.

H_0を棄却し，対立仮説H_1を採用する.

H_1：「降圧剤服用前後で血圧に差がある」が採択される.

[56   ] 20組（20名）のデータにつき各ペアの差dを求め，その平均値$\bar{d}$を検定
統計量χとする（この場合，検定統計量$\chi=29.5$）.この$\bar{d}=29.5$に2群
の差が要約されている.

[57   ] 検定統計量$\chi=29.5$が確率的にどの程度偏った値であるかを求める.

これには$\bar{d}$をその標準誤差 $\left(\dfrac{\text{標本標準偏差}}{\sqrt{n}}\right)$ で割って標準化すると，その
t値が自由度$n-1$のt分布に従うことを利用する.

$$\bar{d}\text{の標準化}\ \rightarrow\ t=\frac{\bar{d}}{\text{標準誤差}}\ (t\text{は自由度}n-1\text{のt分布})$$

$$t\text{値}=\frac{\text{平均値}}{\text{標準誤差}}=\frac{29.5}{3.0809}=9.5751$$

t表からp値を読み取らせる.

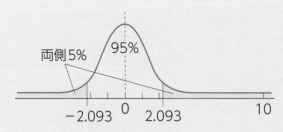

図18　両側5%のt値と求めたt値

歯科衛生士
書き込み式
学習ノート

② 解答

Keep it up!
ファイト!

I編1章　衛生学

1. 健康の概念

1 肉体
2 精神
3 社会
4 プライマリヘルスケア
5 ヘルスプロモーション
6 健康日本 21
7 感染症対策
8 食料・水
9 生活習慣病
10 非感染性疾患
11 急性感染症
12 健康格差
13 健康寿命
14 健康格差
15 生活習慣病
16 機能
17 社会環境
18 歯・口腔の健康
19 生活習慣
20 社会環境

2. 予防医学の概念

1 予防の3相5段
2 健康増進
3 特異的予防
4 早期発見・即時処置
5 機能喪失阻止
6 リハビリテーション

3. 世界と日本の人口の動向

1 70億人
2 発展途上地域
3 1億

4. 人口統計

1 人口
2 性比
3 年齢構成
4 出生
5 死亡
6 婚姻
7 離婚
8 死産
9 人口構造
10 低出生
11 低死亡
12 超低出生
13 超低死亡
14 生産年齢人口の流入
15 生産年齢人口の流出
16 経済発達が進むと出生，死亡が低下する
17 都市部では流入が進み，農村部では流出する

5. 人口静態統計

1 地域包括ケアシステム
2 年少
3 生産年齢
4 老年
5 生産年齢
6 生産年齢
7 年少人口＋老年人口
8 年少
9 20.9
10 42.4
11 63.3
12 203.1

6. 人口動態統計

1	人口	9	大き	17	妊娠満22週	25	低値
2	粗	10	悪性新生物	18	早期新生児	26	人工
3	総	11	心疾患	19	妊娠満22週	27	人口
4	純	12	老衰	20	出生	28	30
5	女	13	誤嚥性肺炎	21	出生	29	人口
6	人口	14	7日	22	死産	30	0歳児の平均余命
7	年齢構成	15	28日	23	出生		
8	昭和60	16	1歳	24	死産		

7. 空気と健康

1	78	6	0.04	11	衛生学的許容	16	窒素酸化物
2	潜函病	7	4	12	組織酸素欠乏症	17	二次汚染
3	21	8	室内汚染	13	酸性雨	18	PM2.5
4	16	9	換気量	14	酸性雨	19	低
5	10	10	0.1	15	オキシダント	20	環境基準

8. 温熱環境

1	水蒸気量	4	気温	7	21.5
2	気動	5	気湿	8	21
3	赤外線	6	気流	9	18

※ 4〜6 は順不同

9. 水と健康

1	60〜70	7	緩速濾過	14	薬品	21	活性汚泥
2	2〜3	8	急速濾過	15	急速	22	BOD
3	400	9	普通	16	塩素 Cl_2	23	COD
4	98.2 (2021年現在)	10	緩速	17	77	24	SS
5	検出されないこと	11	塩素 Cl_2	18	低	25	DO
6	0.8mg/L 以下	12	凝集剤	19	好気	26	大腸
		13	凝集剤	20	嫌気		

10. 放射線，住居・衣服と健康

1 非電離	3 ドルノー	5 1/10	7 紫外線
2 電離	4 殺菌	6 体温	8 汗・皮脂

11. 地球環境と健康

1 CO_2	4 異常気象	7 パリ協定	10 クロロフルオロカーボン
2 メタン	5 感染症	8 硫黄酸化物	
3 フロン	6 京都議定書	9 窒素酸化物	

12. 公害と健康

1 カドミウム	3 二酸化硫黄	5 大気汚染防止	7 騒音性難聴
2 有機水銀	4 亜硫酸ガス	6 水質汚濁防止	

※ 3, 4 は順不同

13. 廃棄物処理

1 市町村	5 マニフェスト	9 黄	13 5
2 マイクロプラスチック	6 産業廃棄物管理票	10 3	14 6, 10, 11, 12
3 特別管理一般	7 赤	11 1, 4, 8, 9, 13, 14, 15	
4 特別管理産業	8 橙	12 2, 7	

※ 5, 6 は順不同

14. 感染症の成り立ち

1 不顕性感染	4 宿主感受性	7 垂直感染	10 媒介動物
2 病原体	5 直接接触	8 空気	
3 感染経路	6 飛沫散布	9 媒介物	

1 流行監視
2 隔離
3 検疫
4 空気
5 媒介物
6 媒介動物
7 健康増進
8 予防接種
9 エボラ出血熱
10 AIDS
11 結核
12 マラリア
13 届出義務
14 基本方針
15 予防計画
16 国内
17 検疫所
18 学校感染症
19 低く
20 集団予防
21 努力義務
22 個人予防
23 努力義務
24 希望者
25 ジフテリア
26 百日咳
27 破傷風
28 ポリオ
29 麻疹
30 風疹
31 結核
32 インフルエンザB型
33 ヒトパピローマウイルス感染症
34 65歳
35 65歳
36 エボラ出血熱
37 結核
38 高
39 高齢者
40 生活困難者
41 消化器
42 輸入例
43 B型肝炎母子感染防止事業
44 B型肝炎ワクチン
45 抗原変異

1 感染症
2 化学物質
3 自然毒
4 カンピロバクター
5 夏期
6 冬期

7 例：食中毒は事件として届けられます．その数が発生件数です．食中毒にかかるヒトの数は事件によって異なります．発生1件あたりの患者数が，細菌性食中毒よりノロウイルスによる食中毒のほうが多いためこのような違いが生じるわけですね．

8 例：夏期には食品に付着した細菌の増殖が活発になるので，細菌性食中毒が発生しやすくなります．一方，ノロウイルスは汚染された海水をカキなどの二枚貝が吸い込んで体内で濃縮し，それをヒトが食べることで発症します．そのため，カキの生食シーズンである冬期に発生が多くなります．

9 定着・増殖
10 毒素
11 細菌がいなくても
12 耐熱性
13 ノロウイルス
14 食品衛生
15 食品
16 食品添加物
17 食中毒患者
18 食品表示
19 原材料名
20 アレルゲン
21 原産地名

※ 19～21 は順不同

17. 栄養と健康

1	健康増進	5	推奨	9	健康増進	13	350
2	5	6	目安	10	国民健康・栄養	14	食物繊維
3	厚生労働大臣	7	耐容上限	11	20	15	減少
4	推定平均必要	8	目標	12	8		

18. 健康づくりのための食生活指針

1	継続的な運動	2	水分

© 医歯薬出版

Keep it up!
ファイト!

1. 歯・口腔の健康と予防

1	セルフ	3	コミュニティ	5	1, 5, 9, 13
2	プロフェッショナル	4	2, 3, 4, 6, 7, 14	6	8, 10, 11, 12

2. 歯・口腔の健康

1	5	23	アミラーゼ	45	8〜9	65	口腔
2	8	24	ムチン	46	下顎第一大臼歯	66	食道
3	第二乳臼	25	ムチン	47	2.5〜3	67	準備
4	第一乳臼	26	味蕾	48	6	68	咽頭
5	乳犬	27	減少	49	ヒドロキシアパタイト	69	軟口蓋
6	乳側切	28	免疫グロブリン	50	カルシウム	70	味蕾
7	乳中切	29	リゾチーム	51	リン酸	71	酸味
8	第三大臼	30	ペルオキシダーゼ	52	フッ化物	72	塩味
9	第二大臼	31	ペリクル	53	再石灰化	73	苦味
10	第一大臼	32	重炭酸塩	54	歯胚	74	甘味
11	第二小臼	33	耳下腺	55	再沈着	75	障害
12	第一小臼	34	顎下腺	56	過剰歯	76	自浄性
13	犬	35	舌下腺	57	上顎前歯	77	不顕性誤嚥
14	側切	36	外胚葉	58	永久歯	78	誤嚥
15	中切	37	外胚葉性間葉	59	癒合	79	関節リウマチ
16	歯周組織	38	歯堤	60	癒着	80	心内膜炎
17	象牙細管	39	歯胚	61	歯冠形成	81	糖尿病
18	歯髄腔	40	石灰化	62	歯のフッ素症	82	低体重児
19	歯根膜	41	歯冠	63	歯冠形成	83	糖尿病
20	歯槽骨	42	歯根	64	テトラサイクリン症	84	免疫力
21	歯肉	43	下顎乳中切歯			85	口腔カンジダ症
22	水分	44	1.5〜2.5			86	口腔乾燥

※ 19〜21 は順不同

3. 歯・口腔の付着物・沈着物

1 タンパク質	10 T. denticola	21 初発	32 脆
2 1 μm (マイクロメートル, ミクロン)	11 T. forsythia	22 拡大	33 硬
3 歯の保護	12 P. gingivalis	23 歯周病	34 容易
4 口腔細菌	13 初期定着細菌	24 内毒素	35 困難
5 $1.0\sim2.5\times10^{11}$	14 晩期定着細菌	25 タンパク分解酵素	36 唾液
6 糖タンパク質	15 バイオフィルム	26 らせん	37 歯肉溝滲出液
7 菌体外多糖類	16 固体	27 ロイコトキシン	38 細菌
8 ミュータンスレンサ球菌	17 恒常性	28 リン酸カルシウム	39 口臭
9 F. nucleatum	18 浮遊	29 上昇	40 銅
	19 抵抗性	30 無機リン酸塩	41 テトラサイクリン
	20 う蝕	31 大唾液腺開口部	

※6, 7は順不同

4. 口腔清掃法

1 自浄作用	19 低	35 フェストゥーン	52 フッ化
2 セルフケア	20 刺激子	36 楔状欠損	53 モノフルオロリン酸
3 スケーリング	21 歯間乳頭	37 歯肉退縮	54 デキストラナーゼ
4 PMTC	22 舌ブラシ	38 知覚過敏	55 セチルピリジニウム
5 スクラッビング	23 タンスクレーパー	39 化粧品	56 消炎
6 フォーンズ	24 低	40 医薬部外品	57 収斂
7 バス	25 小歯ブラシ (タフトブラシ)	41 化粧品	58 血行促進
8 スティルマン	26 スポンジブラシ	42 医薬部外品	59 組織修復促進
9 スティルマン	27 舌ブラシ	43 粉	60 抗プラスミン
10 チャータース	28 義歯用ブラシ	44 練	61 アルミニウム
11 つまようじ	29 フロキシン	45 リン酸水素	62 カリウム
12 医療機器	30 アシッドレッド	46 ピロリン酸	63 ピロリン酸
13 サークル	31 ローズベンガル	47 ソルビトール	64 ポリリン酸
14 フロスホルダー	32 ブリリアントブルー	48 ラウリル硫酸	65 清掃剤
15 フロススレッダー	33 歯肉退縮	49 アルギン酸	66 研磨剤
16 歯冠側	34 クレフト	50 カルボキシメチルセルロース	67 粘結剤
17 矯正装置		51 キシリトール	
18 最後臼歯			

※22, 23は順不同
※29～32は順不同

※39, 40は順不同

68 カルシウムが作る化合物はイオン同士の結合力が強く，水に溶けにくい性質をもっています．研磨剤が水に溶けてしまうと物理的に歯面を磨くことができなくなってしまいますから，カルシウム塩が研磨剤に使われます．また，歯もリン酸カルシウムというカルシウム塩ですから，硬さもちょうどよいのです．

69 フッ化ナトリウムはナトリウム塩なので，水に溶けてF^-イオンになります．歯を丈夫にするのはF^-イオンなので，フッ化物応用には普通，フッ化ナトリウムを使います．でも，歯磨剤には研磨剤にカルシウムが使われています．F^-イオンはカルシウムとの結合性がとても高いので，歯に取りこまれる前に研磨剤のカルシウムと結合してしまい，歯質強化作用が低くなってしまうことがわかっています．そこで研磨剤にカルシウム塩を使っている歯磨剤ではカルシウムと反応しにくいモノフルオロリン酸ナトリウムを使用しています．

5. う蝕の発生要因

1 社会環境	11 萌出	22 *S. sobrinus*	32 粘着性
2 年齢	12 口腔内残留	23 90	33 間食
3 性別	13 付着	24 10	34 低分子
4 歯種	14 萌出後の成熟	25 2〜3	35 多糖
5 歯面	15 (歯)根面う蝕	26 スクロース	36 糖アルコール
6 唾液の性質	16 第二乳臼歯	27 不溶性グルカン	37 キシリトール
7 *Streptococcus mutans*	17 第一大臼歯	28 付着能	38 フルクトース
8 *Streptococcus sobrinus*	18 下顎前歯	29 α-1，6	39 スクロース
9 乳酸桿菌	19 分泌量	30 α-1，3	40 少な
10 スクロース	20 緩衝能	31 ショ糖＝スクロース	41 ソーシャルキャピタル
	21 *S. mutans*		

※ 2〜6 は順不同

6. う蝕活動性

1 う蝕リスク(カリエスリスク)	8 リコール間隔	16 高い	24 高い
	9 高い	17 *S. mutans*	25 酸産生能
2 宿主と歯の要因	10 自浄性	18 高い	26 酸産生能
3 微生物要因	11 高い	19 酸産生能	27 高い
4 う蝕予防	12 多い	20 酸産生能	28 高い
5 う蝕治療	13 高く	21 高い	29 高い
6 モチベーション	14 低い	22 高い	
7 予後	15 乳酸桿菌	23 酸産生能	

※ 2，3 は順不同　※ 4，5 は順不同

7. う蝕の予防法

1 口腔保健（衛生）教育
2 栄養指導
3 フッ化物応用
4 小窩裂溝填塞
5 精密検査
6 フッ化ジアンミン銀
7 摂食嚥下
8 栄養水準
9 フッ化物応用
10 小窩裂溝填塞
11 プラークコントロール
12 PMTC
13 ミュータンスレンサ球菌
14 伝播
15 含糖食品
16 パラチノース
17 ソルビトール
18 キシリトール
19 マルチトール
20 スクラロース
21 アスパルテーム
22 アスパルテーム

※ 17～19 は順不同
※ 20，21 は順不同

8. フッ化物の基礎知識

1 9
2 19
3 F
4 フッ化物
5 必須微量
6 地殻
7 海水
8 胃腸管壁
9 骨格系
10 24 時間
11 遊離
12 0.01～0.04
13 10
14 30～40
15 2
16 45
17 嘔吐
18 腹痛
19 カルシウム
20 斑状歯
21 飲料水
22 エナメル質形成
23 白濁
24 実質欠損
25 地域
26 う蝕罹患
27 CF I
28 地域フッ素症指数
29 飲料水
30 全身性骨変化
31 運動機能障害

※ 17，18 は順不同

9. フッ化物によるう蝕予防

1 全身
2 局所
3 全身
4 形成
5 局所
6 萌出
7 水道水フロリデーション
8 食品への添加
9 フッ化物錠剤の内服
10 フッ化物歯面塗布法
11 フッ化物洗口法
12 フッ化物配合歯磨剤
13 0.6～1.0
14 2
15 リン酸酸性フッ化ナトリウム：APF
16 9,000
17 9,000
18 8
19 4
20 0.05
21 225
22 0.1
23 450
24 0.2
25 900
26 モノフルオロリン酸ナトリウム
27 至適
28 至適
29 平均年間気温
30 CF I
31 食塩
32 ミルク
33 プロフェッショナル
34 低
35 1
36 13
37 （歯）根面う蝕
38 1～2
39 4
40 1～2
41 1～2
42 1～2
43 不安定
44 着色
45 2
46 2
47 正リン酸

※ 7～9 は順不同
※ 10～12 は順不同
※ 31，32 は順不同

48 3.6	54 コミュニティ	60 下	65 1,500
49 綿球塗布	55 高	61 医薬品	66 結晶性
50 トレー	56 4	62 90	67 フルオロアパタイト
51 イオン導入	57 4	63 フッ化ナトリウム	68 再石灰化
52 綿球塗布	58 (歯)根面う蝕	64 モノフルオロリン酸ナトリウム	69 酸産生
53 セルフ	59 誤飲		

※ 49〜51 は順不同　　　　　　　　　　　　　　　　　　　　※ 63，64 は順不同

70 歯の萌出後，口腔内の酸で初期の脱灰が生じてはじめて再石灰化という現象が起きるので，③は歯の形成期（歯胚が歯冠になるとき）には生じないメカニズムです．また，プラークが歯面に付着するのも歯が生えた後ですから，④も形成期には起きません．したがって，歯の形成期のフッ化物う蝕予防メカニズムは①と②になります．

10. 歯周疾患の症状と分類

1 歯肉	16 歯周炎	29 セメント-エナメル境	41 ポケット底
2 セメント質	17 歯肉炎	30 ポケット底	42 時点Bのアタッチメントレベル
3 歯根膜	18 歯周炎	31 アタッチメントロス	43 時点Aのアタッチメントレベル
4 歯槽骨	19 ポケット底	32 歯肉退縮量	44 時点Bのアタッチメントレベル
5 セメント質	20 歯肉縁	33 セメント-エナメル境	45 時点Cのアタッチメントレベル
6 歯根膜	21 ポケット底	34 歯肉縁	46 広汎性
7 歯槽骨	22 セメント-エナメル境	35 歯肉縁	47 限局性
8 歯肉	23 アタッチメントロス	36 ポケット底	48 プラーク性
9 感染防御	24 アタッチメントゲイン	37 ポケット底	49 非プラーク性
10 炎症	25 出血	38 アタッチメントゲイン	50 慢性
11 歯肉ポケット	26 歯石	39 セメント-エナメル境	51 侵襲性
12 歯肉炎	27 解剖学的形状	40 歯肉縁	52 プラーク性
13 歯根膜	28 歯肉縁		53 慢性歯周炎
14 歯槽骨			
15 歯周ポケット			

※ 1〜4 は順不同

11. 歯周疾患の発症機序

1 歯列不正
2 歯石沈着
3 不良補綴物
4 根分岐部
5 エナメル突起
6 根面溝
7 口蓋裂溝
8 加齢

※1～3 順不同
※5～7 順不同

9 喫煙
10 糖尿病
11 肥満
12 *Porphyromonas gingivalis*
13 *Tannerella forsythia*
14 *Treponema denticola*

※8～11 順不同

15 *Porphyromonas gingivalis*
16 *Tannerella forsythia*
17 内毒素
18 *Treponema denticola*
19 *Aggregatibacter Actinomycetemcomitans*

20 歯肉炎指数
21 プラーク指数
22 歯根
23 レッドコンプレックス
24 歯周病
25 *Fusobacterium nucleatum*

12. 歯周疾患の予防手段と処置

1 健康教育
2 栄養
3 運動
4 禁煙
5 PMTC
6 定期的スケーリング
7 洗口剤

※5, 6 は順不同
※7, 8 は順不同

8 薬用歯磨剤
9 定期検診
10 歯周基本
11 不良修復物
12 咬合調整
13 歯周補綴
14 術者磨き

15 化学的清掃法
16 PMTC
17 スケーリング
18 ルートプレーニング
19 病的セメント質
20 象牙質
21 互い磨き

※19, 20 は順不同

22 咬合調整
23 食片圧入
24 ストレス
25 禁煙
26 食生活
27 運動習慣

13. 口腔粘膜疾患

1 アフタ
2 偽膜性
3 アフタ
4 偽膜
5 感染症
6 放射線

7 化学
8 物理
9 扁平上皮癌
10 80
11 加齢
12 喫煙

13 過剰なアルコール
14 かみタバコ
15 禁煙
16 アルコール摂取
17 剥離
18 慢性刺激

19 喫煙
20 過度の飲酒
21 レース
22 発赤
23 両側

※19, 20 は順不同

14. 口臭症

1	生理	7	揮発性硫黄	11	ジメチルサルファイド	16	乾燥
2	病	8	揮発性硫黄	12	アセトン	17	歯周疾患
3	口腔	9	硫化水素	13	揮発性硫黄	18	舌苔
4	全身	10	メチルメルカプタン	14	含硫アミノ酸	19	歯周疾患
5	仮性			15	舌苔	20	保湿
6	口臭恐怖					21	塩化亜鉛

※ 9～11 は順不同

15. その他の疾患・異常

1	先天	10	打撲	19	フッ化物	28	降圧
2	後天	11	習癖	20	う蝕治療	29	抗ヒスタミン
3	後大	12	ストレス	21	熱性	30	利尿
4	咬合誘導	13	フッ化物	22	糖尿病	31	口呼吸
5	疼痛	14	歯のフッ素症	23	腎機能不全	32	口呼吸
6	クリック音	15	栄養	24	悪性貧血	33	保湿ジェル
7	開口	16	熱性	25	ストレス		
8	女性	17	外傷	26	顔面		
9	咬合	18	根尖性歯周炎	27	抗うつ		

※ 5, 6 は順不同　　※ 17, 18 は順不同　　※ 22～24 は順不同　　※ 27～30 は順不同

Keep it up!
ファイト!

1. 地域保健

1 居住地域	8 災害時	14 職場の定期健康診断	21 母子保健法
2 組織	9 文部科学	15 労働安全衛生法	22 健康増進
3 母子	10 地域保健	16 妊産婦健康診査	23 健康増進
4 学校	11 健康増進	17 母子保健法	24 歯周疾患
5 産業	12 特定健康診査・特定保健指導	18 学校定期健康診断	25 骨粗鬆症
6 成人・高齢者	13 高齢者の医療の確保に関する法律	19 学校保健安全法	26 歯周疾患
7 精神		20 乳児健康診査	27 特定健康診査・特定保健指導

2. 地域保健行政の組織

1 対人保健サービス	12 特別区	23 老人	34 政令指定都市
2 市町村保健センター	13 都道府県	24 歯科	35 中核市
3 専門	14 地域保健	25 精神	36 特別区
4 技術	15 健康危機管理	26 する	37 広域
5 人材確保	16 統計	27 できる	38 市町村相互間
6 連絡調整	17 食品衛生	28 行政機関	39 技術的
7 保健所	18 環境の衛生	29 健康診査	40 専門的
8 基本的な指針	19 医事	30 健康相談	41 技術的支援
9 都道府県	20 薬事	31 健康教育	42 健康相談
10 政令指定都市	21 母性	32 対人保健	43 健康教育
11 中核市	22 乳幼児	33 都道府県	44 健康診査

※ 29〜31 は順不同

3. 地域保健の新しい概念

1 疾病構造	11 個人技術	18 病気	26 心身機能・身体構造
2 感染症	12 方向転換	19 生活機能	27 活動
3 非感染症	13 ④個人技術の開発	20 国際生活機能分類＜ICF＞	28 参加
4 オタワ憲章	14 ②健康を支援する環境づくり	21 心身機能・構造	29 環境
5 病原体	15 ①健康的な公共政策づくり	22 活動	30 個人
6 コントロール	16 ③地域活動の強化	23 参加	31 物理
7 プロセス	17 ソーシャル・キャピタル	24 環境	32 制度
8 公共政策		25 個人	33 情報
9 環境			34 心理
10 地域活動			

4. 地域保健活動の進め方

1 問題分析	21 全体	40 う蝕予防	59 連携
2 計画立案	22 ハイリスク者	41 歯周病予防	60 知識
3 活動の実施	23 ハイリスク者	42 歯科検診受診者	61 歯科疾患の予防
4 地域住民の声	24 特定保健指導	43 健康増進事業実施	62 歯科検診
5 健康	25 公衆衛生	44 健康増進	63 歯科保健指導
6 緊急性	26 評価	45 健康診査等の実施指針	64 国
7 実効性	27 効果	46 国民健康・栄養	65 地方公共団体
8 対象	28 2, 3, 5, 7, 8	47 保健指導	66 都道府県
9 目標	29 1, 4, 6	48 専門的保健指導	67 情報の提供
10 期間	30 健康寿命	49 受動喫煙	68 研修
11 場所	31 健康格差	50 特別用途	69 母子保健
12 目的	32 歯・口腔の健康	51 食事摂取	70 健やか親子21
13 疾病量	33 口腔機能	52 歯周疾患	71 児童福祉
14 保健行動	34 歯の喪失	53 骨粗鬆症	72 児童虐待の防止等
15 事業実施量	35 歯周病を有する者	54 肝炎ウイルス	73 老人福祉
16 実施過程	36 乳幼児・学齢期のう蝕	55 がん	74 介護保険
17 構造	37 歯科検診を受診した者	56 予防	75 高齢者の医療の確保
18 フィードバック	38 口腔機能	57 早期発見・早期治療	76 新オレンジプラン
19 PDCAサイクル	39 歯の喪失	58 ライフステージ	77 障害者基本
20 全体			78 障害者総合支援

5. 母子保健

1 7日
2 28日
3 1年
4 満1歳
5 就学
6 2,500
7 1年
8 保健指導
9 妊産婦
10 新生児
11 未熟児
12 健康診査
13 母子健康手帳
14 低体重児
15 未熟児養育医療

16 母子健康包括支援センター
17 市町村相互間
18 技術的
19 技術的支援
20 マス・スクリーニング
21 都道府県
22 保健所設置市・特別区
23 B型肝炎
24 都道府県
25 保健所設置市・特別区
26 出生後1年以内
27 満1歳6か月を超え，満2歳に達しない

28 満3歳を超え，満4歳に達しない
29 歯の状態
30 歯の清掃状態
31 咬合異常の有無
32 軟組織異常の有無
33 ▨
34 ■
35 ▨
36 ■
37 ■
38 ■
39 基盤課題
40 重点課題
41 育てにくさ
42 児童虐待防止

43 切れ目
44 学童期・思春期から成人期
45 子どもの健やかな成長
46 地域づくり
47 妊娠
48 市町村長
49 保健・医療関係者
50 保護者
51 省令
52 任意
53 妊婦健診
54 乳幼児健康診査
55 予防接種
56 乳幼児身体発育曲線

※ 21，22は順不同
※ 24，25は順不同

6. 学校保健

1 幼稚園
2 特別支援
3 幼児
4 児童
5 職員
6 むし歯（う歯）
7 裸眼視力1.0未満の者
8 喘息
9 保健教育
10 保健管理
11 組織活動
12 学校教育
13 保健学習
14 教員

15 学校保健安全
16 対人管理
17 対物管理
18 学校保健
19 学校安全
20 保健教育
21 保健管理
22 組織活動
23 対人管理
24 対物管理
25 学校長
26 保健主事
27 養護教諭
28 学校栄養職員

29 栄養教諭
30 学校医
31 学校歯科医
32 学校薬剤師
33 学校保健安全
34 健康相談
35 保健指導
36 歯の検査
37 歯科疾患
38 歯の検査
39 健康相談
40 保健指導
41 環境衛生
42 環境衛生

43 環境衛生
44 学校保健計画
45 学校安全計画
46 市町村教育委員会
47 学校長
48 学校長
49 就学時
50 定期
51 就学時
52 定期
53 事後措置
54 事後措置
55 治療の指示
56 治療

57	個別指導	66	要経過観察	75	11	84	水痘
58	指導	67	要受診	76	0	85	咽頭結膜熱
59	斜線	68	若干の付着	77	0	86	結核
60	連続横線	69	相当の付着	78	0	87	髄膜炎菌性髄膜炎
61	○	70	GO	79	要指導	88	流行性角結膜炎
62	C	71	G	80	インフルエンザ	89	急性出血性結膜炎
63	△	72	12	81	百日咳	90	5
64	×	73	1	82	麻しん	91	解熱
65	CO	74	1	83	流行性耳下腺炎	92	2

7. 成人保健

1	医療の確保	11	医師	22	BMI	33	禁煙
2	医療費適正化計画	12	保健師	23	腹囲	34	40
3	特定健康・特定保健指導	13	管理栄養士	24	血圧	35	50
4	後期高齢者医療	14	歯科医師	25	脂質	36	60
5	歯周疾患検診	15	薬剤師	26	血糖	37	70
6	ライフステージ	16	歯科衛生士	27	動機づけ支援	38	積極的
7	特定健康診査	17	40	28	積極的支援	39	栄養指導
8	生活習慣病	18	74	29	動機づけ支援	40	かん
9	内臓脂肪の蓄積	19	保険者	30	積極的支援	41	かん
10	特定保健指導	20	服薬	31	運動	42	かみ
		21	喫煙	32	食生活	43	かめ

8. 産業保健

1	職業性疾病	12	眼疾患	23	隔離	34	代替材料
2	健康の保持増進対策	13	皮膚障害	24	除去	35	換気
3	労働条件の原則	14	放射線障害	25	保護具	36	自動化
4	職業性疾病	15	じん肺	26	カドミウム	37	侵入
5	作業環境	16	感染症	27	衛生委員会	38	作業方法
6	作業	17	アレルギー性疾患	28	産業医	39	作業時間
7	熱中症	18	腰痛	29	専属の産業医	40	曝露時間
8	凍傷	19	頸肩腕障害	30	産業歯科医	41	保護具
9	減圧症	20	白濁	31	抑制	42	作業姿勢
10	職業性難聴	21	エナメル質	32	除去	43	労働者教育
11	白ろう病	22	象牙質	33	隔離	44	障害の発生

※ 12〜14 は順不同

45	休養指導	50	雇い入れ	55	黄リン	60	PDCAサイクル

45 休養指導
46 治療勧告
47 配置替え
48 有害業務
49 歯科医師

50 雇い入れ
51 配置替え
52 6カ月
53 亜硫酸
54 フッ化水素

55 黄リン
56 低下
57 増加
58 増加
59 高水準

60 PDCAサイクル
61 喫煙
62 医科領域

※ 53〜55 は順不同

9. 高齢者保健

1 ヘルスプロモーション
2 介護予防
3 骨格筋量
4 運動器
5 精神
6 社会
7 虚弱
8 予備能力
9 自立
10 要介護状態
11 オーラルフレイル
12 オーラルフレイル
13 低栄養
14 口腔機能低下症
15 予防給付
16 介護給付
17 介護保険事業計画

18 介護保険事業支援計画
19 地域支援事業
20 市町村・特別区
21 65歳以上
22 40〜64歳
23 本人　家族
24 主治医の意見書
25 介護認定審査会
26 要支援
27 要介護
28 予防
29 介護
30 地域密着型
31 居宅
32 施設
33 施設
34 申請
35 訪問調査

36 判定
37 夜間
38 認知症
39 訪問介護
40 居宅療養管理指導
41 介護老人福祉施設
42 日常生活介護
43 介護老人保健施設
44 在宅復帰
45 介護療養型医療施設
46 介護医療院
47 介護保険
48 地域包括ケアシステム
49 介護予防・日常生活支援総合事業
50 包括的支援事業
51 一般介護予防

52 介護予防・生活支援サービス
53 介護予防ケアマネジメント
54 総合相談支援業務
55 権利擁護業務
56 包括的・継続的ケアマネジメント支援業務
57 地域包括支援
58 住まい
59 介護
60 医療
61 生活支援
62 介護予防
63 日常生活圏域
64 医療
65 介護
66 介護予防・生活支援

10. 災害時の歯科保健

1 口腔衛生用品	9 DMAT	17 非緊急治療群	25 口腔清掃
2 口腔健康管理	10 トリアージタッグ	18 治療不要	26 誤嚥性肺炎
3 歯科相談	11 受傷	19 災害関連死	27 身元確認
4 歯科健康教育	12 急性	20 肺炎	28 口腔内写真
5 2～3	13 紛失・喪失	21 感染症の流行	29 エックス線写真
6 1週間	14 死亡	22 体調不良	30 デンタルチャート
7 復興	15 救命困難群	23 廃用症候群	31 生前記録
8 災害医療拠点	16 緊急治療群	24 エコノミークラス症候群	

※ 2, 3 は順不同

11. 国際保健

1 開発途上国	6 健康	11 UNICEF	16 ODA
2 非感染性疾患〈NCDs〉	7 福祉	12 子どもの権利	17 二国間援助
3 健康格差	8 世界保健機関〈WHO〉	13 開発途上国	18 多国間援助
4 17	9 WHO	14 HIV/エイズ感染	19 JICA
5 支払い可能	10 西太平洋	15 FDI	20 二国間援助

1. 医療法

1　健康
2　信頼関係
3　連携
4　説明
5　理解
6　インフォームド・コンセント
7　管理者
8　都道府県知事
9　都道府県知事
10　小児
11　矯正
12　医療安全支援センター

13　医療事故調査・支援センター
14　再発防止
15　医薬品安全管理
16　医療機器安全管理
17　20
18　19
19　地域医療支援病院
20　かかりつけ医
21　都道府県知事
22　二次
23　特定機能病院
24　厚生労働大臣
25　三次

26　臨床研究中核病院
27　厚生労働大臣
28　都道府県知事
29　10
30　都道府県知事
31　厚生労働大臣
32　都道府県知事
33　医療計画
34　在宅医療
35　がん
36　脳卒中
37　心筋梗塞
38　糖尿病

39　神経疾患
40　地域連携クリニカルパス
41　自宅
42　救急
43　災害
44　へき地
45　周産期
46　小児
47　二次
48　三次
49　地域医療構想

※10, 11 は順不同　　　　　　　　※35, 36, 38, 39 は順不同　　　　※42, 45 は順不同

2. 歯科医師法

1　歯科医療
2　保健指導
3　公衆衛生
4　健康
5　業務独占
6　名称独占
7　国家試験

8　厚生労働大臣
9　歯科医籍
10　絶対的欠格事由
11　相対的欠格事由
12　心身の障害
13　品位
14　厚生労働大臣

15　3
16　再教育研修
17　応招義務
18　無診察診療
19　療養
20　診療録
21　5

22　臨床研修
23　2
24　厚生労働大臣
25　刑法
26　民法

3. 歯科衛生士法

1	歯科予防処置	9	指示	17	2	25	厚生労働大臣
2	歯科診療の補助	10	臨時応急	18	都道府県知事	26	行政
3	歯科保健指導	11	照射	19	保健所長	27	秘密
4	歯科疾患の予防	12	名称独占	20	衛生行政報告例	28	業務記録
5	口腔衛生の向上	13	国家試験	21	厚生労働大臣	29	3
6	厚生労働大臣	14	厚生労働大臣	22	相対的欠格事由		
7	指導	15	歯科衛生士名簿	23	心身の障害		
8	業務独占	16	30	24	品位		

4. 歯科技工士法

1	歯科技工	6	2	11	業務独占	16	3
2	歯科医療	7	都道府県知事	12	歯科技工指示書	17	10
3	国家試験	8	心身の障害	13	管理者	18	都道府県知事
4	厚生労働大臣	9	厚生労働大臣	14	2		
5	歯科技工士名簿	10	歯科医師	15	歯科技工録		

5. 歯科医療とかかわる医療関係職種とその法律

1	厚生労働大臣	5	業務独占	9	厚生労働大臣	13	調剤
2	診療の補助	6	厚生労働大臣	10	照射	14	3
3	都道府県知事	7	厚生労働大臣	11	厚生労働大臣		
4	診療の補助	8	厚生労働大臣	12	嚥下訓練		

6. その他の医療関係職種にかかわる法律

1	厚生労働大臣	4	都道府県知事	7	厚生労働大臣
2	厚生労働大臣	5	厚生労働大臣	8	厚生労働大臣
3	厚生労働大臣	6	厚生労働大臣	9	厚生労働大臣

7. 地域保健に関連する法規

1	保健所	10	国民健康・栄養調査	19	母子健康手帳	29	職員健康診断
2	二次			20	2,500	30	学校歯科医
3	市町村保健センター	11	食事摂取基準	21	2,000	31	衛生管理者
4	都道府県	12	市町村	22	養育	32	産業医
5	保健	13	歯周疾患	23	保健管理	33	一般健康診断
6	厚生労働大臣	14	受動喫煙	24	学校保健計画	34	特殊健康診断
7	健康日本 21	15	特別用途表示	25	就学時健康診断	35	塩酸
8	健康増進計画	16	市町村	26	4	36	硫酸
9	健康増進計画	17	市町村長	27	定期健康診断	37	トータルヘルスプロモーションプラン
		18	市町村	28	6		

※ 35, 36 は順不同，硝酸も可

8. 歯科口腔保健の推進に関する法律（歯科口腔保健法）

1	国民保健	3	歯科検診	5	口腔保健支援センター
2	予防	4	歯科検診		

9. 薬事に関連する法律

1	保健衛生	5	医療機器	9	医療用医薬品	13	毒薬
2	医薬品	6	高度管理医療機器	10	要指導医薬品	14	劇薬
3	医薬部外品	7	管理医療機器	11	一般用医薬品	15	厚生労働大臣
4	化粧品	8	再生医療等製品	12	インターネット		

10. その他の衛生法規

1	食中毒	4	五	7	排出事業者	9	5
2	保健所長	5	結核	8	産業廃棄物管理票	10	特別管理産業廃棄物管理
3	一	6	市町村				

11. 社会保障と社会保険

1	25	4	生存権	7	生存権	10	相互扶助
2	健康	5	社会福祉	8	社会保険	11	国民皆保険
3	文化的	6	社会保障	9	社会福祉	12	所得

※ 8, 9 は順不同

12. 医療保険

1 社会保険
2 現物
3 職域
4 地域
5 健康保険
6 共済組合
7 全国健康保険協会
8 全国健康保険協会管掌健康保険
9 健康保険組合
10 組合管掌健康保険
11 全国健康保険協会
12 公務員
13 都道府県
14 市町村
15 国民健康保険組合
16 都道府県
17 市町村
18 高齢者の医療の確保に関する法律
19 後期高齢者医療広域連合
20 75
21 1
22 保険者
23 被保険者
24 保険医
25 保険医療機関
26 厚生労働大臣
27 厚生労働大臣
28 療養
29 診療報酬
30 診療報酬明細書
31 3
32 2
33 1
34 診療報酬明細書
35 社会保険診療報酬支払基金
36 国民健康保険団体連合会
37 医療費適正化
38 特定健康診査
39 特定保健指導
40 都道府県
41 40
42 75
43 メタボリックシンドローム
44 特定保健指導

13. 介護保険と地域包括ケアシステム

1 社会保険
2 市町村
3 特別区
4 65
5 40
6 65
7 介護認定審査会
8 要支援
9 要介護
10 予防給付
11 介護給付
12 現物
13 被保険者
14 一次判定
15 主治医
16 二次判定
17 ケアプラン
18 介護支援専門員
19 1
20 居宅
21 施設
22 地域密着型
23 介護老人福祉施設
24 介護老人保健施設
25 介護医療院
26 介護予防
27 地域密着型介護予防
28 歯科医師
29 歯科衛生士
30 都道府県
31 公費
32 保険料
33 年金
34 医療
35 介護
36 予防
37 住まい
38 生活支援
39 日常生活圏域
40 市町村
41 保健師
42 介護支援専門員
43 権利擁護
44 介護予防ケアマネジメント
45 地域ケア

※ 34, 35, 37, 38 は順不同

14. 年金保険

1 20
2 国民年金
3 被用者
4 厚生年金
5 国民年金
6 厚生年金

15. 労働法規と労働保険

1 事業主

16. 社会福祉

1 社会保障制度	5 自立	9 保育所	13 育成
2 生活保護	6 現物	10 児童虐待	14 更正
3 児童虐待	7 福祉事務所	11 一時保護	15 施設
4 生活保護	8 現物	12 地域社会	

※ 2, 3 は順不同

17. 医療状況の動向

1 入院	5 歯科医師	9 医療保険	13 歯科診療
2 外来	6 健康診断	10 公費	14 増加
3 67,899	7 42兆9,665	11 保険料	
4 歯科衛生士	8 34万600	12 医科診療	

You did good today!

よくがんばりました！

1. 国家統計調査

1 基幹	10 基幹	18 薬剤師	27 中間年
2 一般	11 3	19 一般	28 一般
3 基幹	12 医療施設を利用する	20 2	29 1
4 5	13 一般	21 毎年	30 一般
5 日本居住	14 2	22 都道府県	31 3
6 基幹	15 従事	23 指定都市	32 一般
7 1	16 医師	24 中核市	33 5
8 毎月	17 歯科医師	25 基幹	
9 日本居住	※16～18は順不同	26 3	
		※22～24は順不同	

2. 疫学

1 疫学的現象	11 d	20 結果の信頼性	30 一時点
2 疫学的仮説の設定	12 対象の規模	21 バイアス	31 期間中
3 因果関係の決定	13 研究期間	22 断面	32 60
4 人	14 費用・労力	23 縦断	33 100
5 場所	15 発生頻度の低い疾患	24 集団	34 300
6 時間	16 罹患率	25 時間	35 60
7 設定	17 相対危険度	26 将来	36 300
8 検証	18 不可能	27 過去	37 1,000
9 人為的	19 バイアス	28 有病	
10 曝露要因		29 罹患	
		※28, 29は順不同	

3. 保健情報の分析手順

1 全数	3 意図	5 等しく	7 層
2 標本	4 偶然	6 簡便	8 層

4. 歯科疾患の指数

1 蓄積性
2 人
3 歯
4 歯面
5 未処置
6 喪失
7 処置
8 喪失
9 処置
10 処置
11 便宜抜
12 喪失
13 処置
14 う蝕経験者
15 DMF 歯の合計数
16 DMF 歯面の合計数
17 被検者数
18 DMF 歯面の合計数
19 5
20 未処置
21 喪失
22 処置
23 処置
24 喪失
25 処置
26 5
27 未処置
28 要抜去
29 処置
30 処置
31 抜去
32 喪失
33 処置

※ 2～4 は順不同

34 d，e，f のいずれかを 1 歯以上有する被検者
35 def 歯の合計数
36 d 歯数
37 3
38 0
39 1
40 3
41 1
42 2
43 4
44 1
45 7
46 0
47 0
48 0
49 0
50 1
51 2
52 10
53 3
54 12
55 137
56 100
57 18.25
58 25
59 5
60 5
61 5
62 0
63 3
64 5
65 5
66 2
67 4

※ 52～54 は順不同

68 5
69 13
70 14
71 10
72 18
73 376
74 100
75 11.17
76 42
77 3
78 14
79 所見の変動
80 0.8
81 RID Index
82 広がり
83 若年者
84 成人
85 高齢者
86 簡便
87 乳頭部
88 乳頭部
89 辺縁部
90 付着部
91 炎症
92 12 (M)
93 28 (M)
94 被検者数
95 0
96 0
97 0
98 1
99 0
100 0
101 0
102 0

※ 70～72 は順不同
※ 84，85 は順不同

103 1
104 1
105 0
106 0
107 0
108 0
109 1
110 1
111 0
112 2
113 2
114 1
115 5
116 広がり
117 重症度
118

6 2	4
4	2 6

119 1.5
120 1.5
121 1.5
122 1
123 1.5
124 2
125 1.5
126 1.5
127 1.5
128 1
129 1.5
130 2
131 1.5
132 歯肉炎の程度
133 歯周組織の破壊程度
134 全年齢
135 歯周ポケット
136 全歯

※ 125～130 は順不同

#		#		#		#	
137	エックス線検査	173	歯垢	211	2	249	1
138	歯槽骨頂	174	歯石	212	3	250	6
139	ポケット形成	175	探針	213	2	251	9
140	咀嚼機能	176	6分画	214	3	252	6
141	8	177	頬	215	1	253	1.5
142	32	178	舌	216	2	254	1
143	0.25	179	最高	217	2	255	1.5
144	セメント-エナメル境	180	⑥	218	3	256	2.5
145	大標本	181	1	219	2	257	歯肉
146	6｜14 / 41｜6	182	⑥	220	1	258	量
147	発赤	183	DI	221	2	259	6｜2｜4 / 4｜2｜6
148	出血	184	CI	222	2	260	GI
149	潰瘍	185	歯垢指数	223	1	261	被検歯数
150	歯根面	186	歯垢点数	224	2	262	プロービング
151	3	187	被検分画	225	2	263	肉眼でも認めうる
152	3~6	188	歯石指数	226	1	264	ブラッシング
153	歯肉炎	189	歯石点数	227	3	265	歯垢染色剤
154	歯槽骨	190	被検分画	228	3	266	OHI-S
155	和	191	個人のOHI	229	2	267	1
156	Gingival	192	被検者	230	3	268	3
157	Bone	193	歯垢指数	231	6	269	1
158	CPIプローブ	194	歯垢点数	232	24	270	3
159	プロービング圧	195	被検歯面数	233	6	271	1
160	プロービング圧	196	歯石指数	234	4	272	3
161	20	197	歯石点数	235	4	273	被検歯面数
162	全周	198	被検歯面数	236	1	274	4歯面
163	2.0	199	個人のOHI-S	237	5	275	歯肉に接した部分
164	0.5	200	被検者	238	1	276	歯科保健指導
165	歯肉出血	201	1/3以内	239	0	277	歯垢染色剤
166	ポケット	202	1/3~2/3	240	3	278	歯垢の検出された分画歯面の合計
167	22	203	2/3以上	241	2		
168	68.75	204	縁上歯石	242	2	279	56
169	7	205	1/3~2/3	243	1	280	128
170	21.88	206	帯状	244	1	281	43.75
171	3	207	2	245	0	282	欠損歯
172	9.38	208	2	246	3		
		209	1	247	2		
		210	1	248	2		

※177, 178は順不同

※219~230は順不同
※235, 236は順不同
※244~249は順不同

※254, 255は順不同

283	叢生	291	オーバージェット	299	下顎歯	307	水道水フロリデーション
284	空隙	292	下顎前突	300	CFI	308	フッ化物を除去
285	正中離開	293	開咬	301	過量	309	減少
286	最大偏位	294	開咬	302	歯のフッ素症	310	0.5
287	最大偏位	295	近遠心関係	303	至適フッ素濃度	311	1
288	オーバージェット	296	1	304	0〜4点	312	2
289	オーバージェット	297	2	305	CFI	313	3
290	オーバージェット	298	上顎第一大臼歯	306	被検者総数	314	4

5. 保健統計の方法

1	名義	18	中央値	34	パラメトリック	45	間隔変数
2	順序	19	正	35	2標本	46	t検定
3	間隔	20	負	36	k標本	47	1元配置分散分析
4	比率	21	相関関係	37	カテゴリー変数	48	Pearson の相関係数
5	頻度	22	相関	38	カイ二乗検定	49	比率変数
6	中央	23	1	39	ノンパラメトリック	50	多重ロジスティック回帰分析
7	算術平均	24	−1	40	Spearman の順位相関係数	51	帰無
8	合計	25	1	41	Wilkcoxon の符号順位検定	52	5
9	データ数	26	−1	42	Mann-Whitney の U 検定	53	母集団
10	3	27	仮説	43	Kruskal-Wallis の順位による分散 (Kruskal-Wallis 検定) 分析1元配置	54	①
11	4	28	帰無			55	④
12	1	29	対立			56	②
13	4	30	意味	44	パラメトリック	57	③
14	中央値	31	パラメーター				
15	平均値	32	パラメーター				
16	最頻値	33	ノンパラメトリック				
17	平均値						

歯科衛生士 書き込み式学習ノート②
社会歯科系科目編
2023年度
歯・口腔の健康と予防に関わる
人間と社会の仕組み　　　　　　　ISBN978-4-263-42312-7

2023年7月10日　第1版第1刷発行

編　著　医　歯　薬　出　版
発行者　白　石　泰　夫
発行所　**医歯薬出版株式会社**
〒 113-8612　東京都文京区本駒込 1-7-10
TEL.　(03)5395−7638(編集)・7630(販売)
FAX.　(03)5395−7639(編集)・7633(販売)
https://www.ishiyaku.co.jp/
郵便振替番号 00190-5-13816

乱丁,落丁の際はお取り替えいたします　　　　印刷・永和印刷／製本・明光社